全国中医药行业高等教育"十二五"规划教材

全国高等中医药院校规划教材（第九版）　配套教学用书

细胞生物学解析与习题集

主　编　赵宗江（北京中医药大学）

副主编　吴勃岩（黑龙江中医药大学）

　　　　许　勇（成都中医药大学）

　　　　王望九（安徽中医学院）

中国中医药出版社

·北　京·

图书在版编目（CIP）数据

细胞生物学解析与习题集 / 赵宗江主编. —北京：中国中医药出版社，2013.1（2019.7重印）

全国中医药行业高等教育"十二五"规划教材配套教学用书

ISBN 978 – 7 – 5132 – 1281 – 6

Ⅰ．细… Ⅱ．赵… Ⅲ．①细胞生物学 — 中医学院 — 教学参考资料 Ⅳ．①Q2

中国版本图书馆 CIP 数据核字（2012）第 298136 号

中 国 中 医 药 出 版 社 出 版

北京经济技术开发区科创十三街 31 号院二区 8 号楼

邮政编码 100176

传真 010 64405750

赵县文教彩印厂印刷

各地新华书店经销

＊

开本 787 × 1092 1/16 印张 13.75 字数 299 千字

2013 年 1 月第 1 版 2019 年 7 月第 4 次印刷

书 号 ISBN 978 – 7 – 5132 – 1281 – 6

＊

定价 39.00 元

网址 www.cptcm.com

如有印装质量问题请与本社出版部调换（010 64405510）

全国中医药行业高等教育"十二五"规划教材
全国高等中医药院校规划教材（第九版）　　配套教学用书

《细胞生物学解析与习题集》编委会

主　编　赵宗江（北京中医药大学）

副主编　吴勃岩（黑龙江中医药大学）

　　　　许　勇（成都中医药大学）

　　　　王望九（安徽中医学院）

编　委　（以姓氏笔画为序）

　　　　王　淳（辽宁中医药大学）

　　　　王志宏（长春中医药大学）

　　　　王明艳（南京中医药大学）

　　　　刘小敏（江西中医学院）

　　　　刘黎青（山东中医药大学）

　　　　孙继贤（广州中医药大学）

　　　　孙震晓（北京中医药大学）

　　　　李　军（陕西中医学院）

　　　　杨向竹（北京中医药大学）

　　　　时显芸（广西中医药大学）

　　　　汪　涛（天津中医药大学）

　　　　宋　强（山西中医学院）

　　　　张　帆（甘肃中医学院）

　　　　张小莉（河南中医学院）

　　　　张国红（河北医科大学）

　　　　陆幸妍（广东药学院）

　　　　范春雷（浙江中医药大学）

　　　　赵丕文（北京中医药大学）

　　　　胡秀华（北京中医药大学）

　　　　徐云丹（湖北中医药大学）

　　　　施　鹏（北京中医药大学）

　　　　高碧珍（福建中医药大学）

　　　　黄春芳（北京中医药大学）

前 言

为了全面贯彻落实《国家中长期教育改革和发展规划纲要（2010－2020 年）》、《教育部关于"十二五"普通高等教育本科教材建设的若干意见》和《中医药事业发展"十二五"规划》，依据中医药行业人才培养需求和全国各高等中医药院校教育教学改革新发展，在国家中医药管理局人事教育司的主持下，由国家中医药管理局教材办公室、全国中医药高等教育学会教材建设研究会组织编写的"全国中医药行业高等教育'十二五'规划教材"（即"全国高等中医药院校规划教材"第九版）出版后，我们组织原教材编委会编写了与上述规划教材配套的教学用书——习题集，目的是使学生对已学过的知识，以习题形式进行复习、巩固和强化，也为学生自我测试学习效果、参加考试提供便利。

习题集所命习题范围与现行全国高等中医药院校本科教学大纲一致，与各规划教材内容一致。习题覆盖教材的全部知识点，对必须熟悉、掌握的"三基"知识和重点内容以变换题型的方法予以强化。内容编排与相应教材的章、节一致，方便学生同步练习，也便于与教材配套复习。题型与各院校各学科现行考试题型一致，同时注意涵盖国家执业中医师、中西医结合医师资格考试题型。命题要求科学、严谨、规范，注意提高学生分析问题、解决问题的能力，临床课程更重视临床能力的培养。为方便学生全面测试学习效果，每章节后均附有参考答案。

本套习题集供高等中医药院校本科生、成人教育学生、执业医师资格考试人员及其他学习中医药人员与教材配套学习和应考复习使用。学习者通过对上述教材的学习和本套习题集的习题练习，可全面掌握各学科的知识和技能，顺利通过课程考试和执业医师资格考试，为从事中医药工作打下坚实的基础。

由于考试命题是一项科学性、规范化要求很高的工作，随着教材和教学内容的不断更新与发展，恳请各高等中医药院校师生在使用本套习题集时，不断总结经验，提出宝贵的修改意见，以使本套习题集不断修订提高，更好地适应本科教学和各种考试的需要。

编写说明

2004 年 9 月，由北京中医药大学牵头，22 所兄弟院校参编，面向高等中医院校本科生、七年制学生和研究生的第一部全国统编教材——《细胞生物学》面世，推动了本科生和研究生教育的发展，促进了中医药科研工作的广泛开展，对提高高等中医药院校教学质量和高级中医药人才培养具有重要的现实意义和学术价值。因此，2006 年和 2011 年分别入选教育部普通高等教育"十一五"国家级规划教材和全国中医药行业高等教育"十二五"规划教材。

全国中医药行业高等教育"十二五"规划教材——《细胞生物学》出版之际，中国中医药出版社决定出版其配套用书——《细胞生物学解析与习题集》，以满足高等中医药院校广大师生日益渴望的需求。各位编委在充分了解和掌握细胞生物学国内外研究动态的情况下，结合自己多年丰富的教学经验，依据教材内容、紧扣教学大纲，对难点、重点进行解析，拟出了思路清晰、解析简洁、重点突出、涵盖全面的全套试题。

本书共 16 章，每章分 2 节。第一节为内容精要，含大纲要求、重点及难点提示、重点名词解释和重点难点解析 4 部分，依据教材内容、紧扣教学大纲，对教材难点、重点内容进行解析、阐释；第二节为习题与答案，题型包括选择题（A 型题、B 型题、C 型题、X 型题）、填空题、名词解释、问答题。本书既可作为高等中医药院校本科生、研究生教学用书，同时也可以作为研究生的入学考试用书。

本书编写分工如下：第一章绪论由赵宗江、陆幸妍编写；第二章细胞生物学技术由赵宗江、赵丕文、张国红编写；第三章细胞的基本结构由赵宗江、高碧珍、汪涛编写；第四章细胞膜与跨膜运输由宋强、张小莉、杨向竹编写；第五章细胞外基质由许勇、赵宗江、范春雷编写；第六章细胞核与细胞遗传由李军、王明艳、孙震晓编写；第七章细胞骨架由刘黎青、王志宏、胡秀华编写；第八章线粒体由刘小敏、赵宗江、王淳、王望九编写；第九章细胞内膜系统由吴勃岩、孙震晓、时显芸编写；第十章核糖体由孙继贤、吴勃岩、徐云丹、王志宏编写；第十一章细胞的信号转导由王明艳、高碧珍、施鹏编写；第十二章细胞增殖和细胞周期由王淳、赵宗江、黄春芳编写；第十三章细胞分化由赵宗江、高碧珍、施鹏编写；第十四章细胞的衰老与死亡由张帆、李军、施鹏编写；第十五章干细胞由范春雷、赵宗江、许勇、陆幸妍编写；第十六章细胞工程由王望九、赵丕文、施鹏编写。

由于细胞生物学是生命科学的前沿学科，发展迅速，加之时间仓促和水平所限，习题中难免存在一些缺点和谬误，诚请各位同仁和广大师生提出宝贵意见，以便再版时修订提高。

赵宗江

2012 年 10 月

答题说明

1. 选择题

A 型题：肯定或否定的单项最佳选择题。要求从提供的 A、B、C、D、E 五个备选答案中只选出一个最佳答案。

B 型题：即配伍题。要求在每题提供的 A、B、C、D、E 五个备选答案中，给所提出的问题分别从中选配一个正确答案。每个备选答案可选配一次或多次，也可一次不选配。

C 型题：是又一类型的配伍题，也称比较配伍题。每题至少提供 A、B、C、D 四个备选答案，要求给所提出的两个以上问题分别从中选配一个正确答案。每个备选答案可选配一次或多次，也可一次不选配。

X 型题：即多选题。每题提供 A、B、C、D、E 五个备选答案，要求从中选出两个以上正确答案。备选答案的组合均无相关性。应选出全部正确答案，少选或多选均为错误。

2. 填空题：要求答案简洁明了。

3. 名词解释：要求根据教材中的定义、解释，准确答题。

4. 问答题：要求论点明确、层次清楚、论述合理、内容全面。

目　录

第一章 绪 论

第一节 内容精要

一、大纲要求

1. 掌握细胞、细胞生物学的概念；
2. 熟悉细胞生物学的研究内容；
3. 了解细胞生物学的分支学科；
4. 了解细胞生物学的发展简史；
5. 了解细胞生物学的教学目的和学习方法。

二、重点及难点提示

重点

1. 细胞、细胞生物学的概念。
2. 细胞生物学研究的内容。

难点

1. 细胞、细胞生物学的概念。
2. 细胞生物学的发展简史。

三、重点名词解释

1. 细胞生物学（cell biology） 从细胞整体水平、亚细胞水平和分子水平三个层次研究细胞的结构、功能及生命活动规律的科学。

2. 细胞形态学（cytomorphology） 研究细胞显微和亚显微形态和结构以及生物大分子结构的科学。

3. 细胞遗传学（cytogenetics） 基于细胞染色体遗传学发展起来的，研究细胞遗传及其变异的规律的科学。

4. 细胞生理学（cytophysiology） 研究细胞的生命活动规律的科学。

5. 细胞凋亡（apoptosis） 由一系列基因控制并受复杂信号调节的细胞自然死亡现象。

6. 细胞学说（cell theory） 一切植物、动物都是由细胞组成的；细胞是一切动植

1

物的基本单位；一切细胞来源于细胞。

7. 分子细胞学（molecular cytology） 从分子水平研究细胞与细胞器的核酸、蛋白质等大分子物质的组成结构以及细胞内遗传物质的结构和表达的调控。

四、重点难点解析

1. 细胞、细胞生物学的概念
细胞是有机体结构和功能的基本单位，也是生命活动的基本单位。

细胞生物学是从细胞整体水平、亚细胞水平和分子水平三个层次研究细胞的结构、功能及生命活动本质与规律的科学。

2. 细胞生物学的发展简史
（1）细胞的发现及细胞学说的创立时期（1665～1875年）

1665年胡克（Robert Hook）用自己制造的显微镜首次观察了软木薄片的纤维质的细胞壁结构。

1674年列文虎克（A. van Leeuwenhoek）用自己制作的显微镜，观察动物的活细胞。

1831～1839年 Joannes Evangelista Purkinje 等相继发现了原生质、细胞核和核仁。

1838～1839年 Matthias Jacob Schleiden、Theodar Schwann、R. Virchow 三位科学家共同创立了"细胞学说（Cell Theory）"。

（2）经典细胞学时期（1875～1899年）

该时期应用固定、染色技术，在光学显微镜下观察细胞的形态和细胞分裂活动。由于显微镜装置的改进，分辨率的提高，固定液、石蜡切片技术和染色技术的发明，以 E. van. Beneden、Richard Altmann 为代表的众多科学家，相继发现了中心体、染色体、线粒体、高尔基体，并发现了细胞的有丝分裂和减数分裂。

（3）实验细胞学时期（1900～1943年）

在相邻学科的渗透下，细胞学研究应用了实验的方法，其特点是从形态结构的观察深入到生理功能、生物化学、遗传发育机理的研究。由于实验研究不断同相邻学科结合、相互渗透，导致了细胞生理学、细胞遗传学、细胞化学等一些重要分支学科的建立和发展。

（4）细胞生物学阶段（1944年至今）

随着生物化学、微生物学和遗传学的发展，电子显微镜和超薄切片技术的结合，该时期逐步开展了分子生物学对细胞生命活动的研究。遗传物质的确立、DNA双螺旋结构模式的提出、DNA复制方式的发现、中心法则的建立，三联体遗传密码的破译，尤其是20世纪70年代分子克隆技术出现以来，使细胞学从三个层次进行动态和综合的研究，成为细胞生物学。

第二节　习题与答案

一、习题

（一）选择题

A 型题

1. 最早在显微镜下观察到细胞并对其进行命名的学者是（　　）
   A. Brown　　　　　　　　B. Robert Hooke　　　　　　C. Richard Altmann
   D. A. van Leeuwenhoek　　E. Camillo. Golgi

2. 细胞学说是以下哪位（些）作者创立的（　　）
   A. Waston & Crick
   B. R Brown
   C. K. R. Porter、A. Claude & E. F. Fullam
   D. Matthias Jacob Schleiden & Theodar Schwann & R. Virchow
   E. Joannes Evangelista Purkinje

3. 生命活动的基本结构和功能单位是（　　）
   A. 细胞膜　　B. 细胞器　　C. 细胞　　D. 细胞核　　E. 细胞质

4. 最早在动物细胞中发现有丝分裂的学者是（　　）
   A. R. Remak　　　　　　B. W. Flemming　　　　　C. E. van Beneden
   D. E. Strasburger　　　　E. Hanstein

5. 最早在动物细胞中发现减数分裂的学者是（　　）
   A. Strasburger　　　　　B. W. Flemming　　　　　C. R. Remak
   D. E. Strasburger　　　　E. E. van Beneden

6. 在 1883 年 E. van. Beneden 和 T. Boveri 发现了以下哪种细胞器（　　）
   A. 中心体　　B. 线粒体　　C. 纺锤体　　D. 细胞核　　E. 高尔基体

7. 最早在动物细胞中发现无丝分裂的学者是（　　）
   A. Strasburger　　B. R. Remak　　C. W. Flemming　　D. E. Strasburger
   E. E. van Beneden

8. 在 1890 年，Richard Altmann 首次发现了下列哪种细胞器（　　）
   A. 中心体　　B. 线粒体　　C. 内质网　　D. 细胞核　　E. 高尔基体

9. 奠定细胞生物学学科早期形成的技术是（　　）
   A. 扫描电镜　　B. 光学显微镜　　C. 高速离心
   D. 透射电镜　　E. 组织培养

10. 第一个观察到活细胞有机体的是（　　）
    A. Robert Hooke　　　　B. Theodar Schwann　　　　C. R Brown
    D. A. van Leeuwenhoek　　E. Camillo. Golgi

3

B 型题

11～15 题备选答案

    A. 分子细胞学   B. 细胞社会学   C. 细胞生理学

    D. 细胞遗传学   E. 细胞形态学

11. 研究整体和细胞群中细胞间的社会行为的科学是（　　）

12. 研究细胞的生命活动规律的科学是（　　）

13. 研究细胞与细胞器的核酸、蛋白质等大分子物质的组成结构，研究细胞内遗传物质的结构和表达调控的科学是（　　）

14. 研究细胞遗传及其变异的规律的科学是（　　）

15. 研究细胞形态和结构及其在生命过程中变化的科学是（　　）

16～20 题备选答案

    A. E. van Beneden   B. Joannes Evangelista Purkinje   C. W. Flemming

    D. E. Strasburger   E. W. Flemming

16. 首先发现无丝分裂的学者是（　　）

17. 首先发现染色体的学者是（　　）

18. 首先提出细胞的原生质（protoplasm）这一概念的学者是（　　）

19. 首先在动物细胞中发现减数分裂的学者是（　　）

20. 首先在植物细胞中发现有丝分裂的学者是（　　）

C 型题

21～23 题备选答案

    A. 细胞通讯和信号转导   B. 干细胞与细胞工程

    C. 二者均是   D. 二者均不是

21. 细胞生物学的研究内容（　　）

22. 细胞学说的内容（　　）

23. 蛋白质组学的内容（　　）

24～27 题备选答案

    A. W. Flemming   B. E. Strasburger   C. 二者均是   D. 二者均不是

24. 动物细胞中发现有丝分裂的发现者（　　）

25. 细胞无丝分裂的发现者（　　）

26. 细胞有丝分裂的发现者（　　）

27. 植物细胞中发现有丝分裂的发现者（　　）

X 型题

28. 细胞生物学从哪些层次研究生命活动（　　）

    A. 细胞水平   B. 组织水平   C. 分子水平   D. 亚细胞水平   E. 器官水平

29. 细胞生物学的主要研究内容包括（　　）

    A. 细胞通讯和细胞信号转导   B. 细胞增殖与细胞周期的调控

    C. 细胞的生长和分化   D. 细胞遗传及其变异

E. 干细胞及其应用

30. 细胞生物学的分支学科包括（　　）

    A. 组织形态学　　　　　　　　B. 细胞社会学

    C. 细胞生理学　　　　　　　　D. 细胞遗传学

    E. 细胞化学

（二）填空题

1. ＿＿＿＿年＿＿＿＿用自己制造的显微镜发现了细胞，并用＿＿＿＿加以命名，后来演变成了＿＿＿＿一词。

2. 细胞是＿＿＿＿和＿＿＿＿的基本单位，也是＿＿＿＿的基本单位。

3. 细胞生物学是从＿＿＿＿、＿＿＿＿、＿＿＿＿等 3 个水平上研究＿＿＿＿、＿＿＿＿及生命活动本质与规律的科学。

4. 细胞生物学的研究内容包括＿＿＿＿、＿＿＿＿、＿＿＿＿、＿＿＿＿、＿＿＿＿和＿＿＿＿。

5. 细胞生物学的主要分支学科包括＿＿＿＿、＿＿＿＿、＿＿＿＿、＿＿＿＿和＿＿＿＿等。

（三）名词解释

1. 细胞生物学
2. 细胞学
3. 显微结构
4. 亚微显微结构
5. 分子细胞学

（四）问答题

1. 细胞学说的主要内容是什么？有何重要意义？
2. 细胞生物学的主要研究内容有哪些？
3. 如何学好细胞生物学？有哪些方法？

二、答案与题解

（一）选择题

A 型题

1. B	2. D	3. C	4. B	5. E
6. A	7. B	8. B	9. D	10. D

B 型题

11. B	12. C	13. A	14. D	15. E
16. E	17. C	18. B	19. A	20. D

C 型题

21. C   22. D   23. D   24. A   25. D

26. C   27. B

X 型题

28. ACD   29. ABCE   30. BCDE

（二）填空题

1. 1665；胡克（RobertHook）；cella；Cell

2. 有机体结构；功能；生命活动

3. 细胞整体水平；亚细胞水平；分子水平；细胞的结构；功能

4. 细胞通讯和细胞信号转导；细胞增殖与细胞周期的调控；细胞的生长和分化；细胞的衰老和凋亡；干细胞及其应用；细胞工程

5. 细胞形态学；细胞化学；细胞遗传学；细胞生理学；细胞社会学；分子细胞学

（三）名词解释

1. 细胞生物学（cell biology）　从细胞整体水平、亚细胞水平和分子水平三个层次研究细胞的结构、功能及生命活动本质与规律的科学。

2. 细胞学（cytology）　是研究细胞的形态结构和功能、分裂和分化、遗传和变异以及衰老和病变等内容的科学。

3. 显微结构（microscopic structure）　在光学显微镜所见的细胞结构，直径大于$0.2\,\mu m$，如细胞的大小及外部形态、染色体、线粒体、中心体、细胞核、核仁等。用于观察细胞显微结构的工具有光学显微镜、暗视野显微镜、相差显微镜和荧光显微镜等。

4. 亚微显微结构（submicroscopic structure）　在电子显微镜中能够观察到的细胞分子水平以上的结构，直径小于$0.2\,\mu m$，如内质网膜、核膜、微管、微丝、核糖体等。用于亚显微结构研究的工具主要有电子显微镜、偏光显微镜和X线衍射仪等。

5. 分子细胞学（molecular cytology）　是从分子水平研究细胞与细胞器的核酸、蛋白质等大分子物质的组成结构以及细胞内遗传物质的结构和表达的调控。

（四）问答题

1. 细胞生物学的主要内容是什么？有何重要意义？

细胞学说的主要内容包括　一切植物、动物都是由细胞组成的，细胞是一切动植物的基本单位，一切细胞来源于细胞分裂繁殖。细胞学说的创立对当时生物学的发展起了巨大的促进和指导作用。

其意义在于　明确了整个自然界在结构上的统一性，即动、植物的细胞具有共同的基本构造、基本特性，按共同规律发育，有共同的生命过程；推进了人类对整个自然界的认识；有力地促进了自然科学与哲学的进步。

2. 细胞生物学的主要研究内容有哪些？

细胞生物学的主要研究内容包括以下方面：（1）细胞核、染色体以及基因表达；（2）生物膜与细胞器；（3）细胞骨架体系；（4）细胞增殖及其调控；（5）细胞的生长和分化；（6）细胞的衰老和凋亡；（7）细胞通讯和细胞信号转导；（8）干细胞及其应用；（9）细胞工程等。

3. 如何学好细胞生物学？有哪些方法？

细胞生物学是从细胞整体水平、亚细胞水平和分子水平三个层次研究细胞的结构、功能及生命活动本质与规律的科学。学好细胞生物学必须从以下方面入手 （1）认识细胞生物学的重要性；（2）明确细胞生物学的研究内容；（3）了解细胞生物学的研究方法；（4）相关知识要融会贯通、灵活掌握；（5）不断更新知识、紧跟学科前沿这样才可以学好细胞生物学。

第二章 细胞生物学技术

第一节 内容精要

一、大纲要求

1. 掌握光学显微镜的主要类别、成像原理及其特点；
2. 掌握细胞化学技术的主要类别及其原理；
3. 了解细胞组分分析的基本方法；
4. 了解细胞培养、细胞融合等细胞工程基本技术及其应用；
5. 了解细胞分子生物学的主要研究方法。

二、重点及难点提示

重点

1. 显微镜技术的原理及应用范围。
2. 细胞培养的基本概念。

难点

1. 细胞化学的分析方法、原理和应用。
2. 细胞组分分析方法、分子生物学方法原理和应用。

三、重点名词解释

1. 分辨率（resolution） 是区分邻近两个物点最小距离的能力。

2. 光学显微镜（light microscope） 以可见光为光源的显微镜。

3. 荧光显微镜（fluorescence microscope） 以紫外线为光源来激发生物标本中的荧光物质，产生能观察到的各种颜色荧光的一种光学显微镜。

4. 相差显微镜（phase contrast microscope） 通过在物镜后焦面上添加一个相板、聚光镜上增加一个环状光阑，将通过标本不同区域的光波的光度差（相位差）转变为振幅差（明暗差），观察活细胞或未经染色的标本内各种结构。

5. 暗视野显微镜（dark field micoroscope） 照明光线直接进入物镜，因而视野的背景是暗的，只有经过标本散射的光线才能进入物镜被放大，在黑暗背景中呈现明亮的图像。

6. 激光扫描共聚焦显微镜（laser scanning confocal microscope，LSCM） 在荧光显微镜成像基础上加装了激光扫描装置，利用计算机进行图像处理。应用激光激发荧光，得到细胞内部微细结构的荧光图像。

7. 透射电子显微镜（transmission electron microscope，TEM） 利用电子束作光源，透射样品的电子成像的电子显微镜。

8. 扫描电子显微镜（scanning electron microscope，SEM） 利用电子束在重金属表面扫描成像的电子显微镜。

9. 高压电子显微镜（high voltage electron microscope） 也是一种透射电子显微镜，常规透射电子显微镜的加速电压一般在 120kV 以下，它观察的样品厚度可厚达 1μm。

10. 扫描隧道显微镜（scanning tunneling microscope，STM） 利用量子力学原理中的隧道效应而设计的显微镜。其分辨率很高，三态（固态、液态和气态）物质均可进行观察，研究的生物样品有 DNA、tRNA、φ29 噬菌体、生物膜、细菌细胞壁等。

11. 放射自显影技术（radioautography；autoradiography） 是利用放射性同位素所发射的带电粒子，来标记生物分子，并引入机体或细胞中，从而显示出标本中放射性物质所在的位置和所含的数量的方法。

12. 流式细胞计量术（流式细胞术）（flow cytometry） 是用流式细胞仪（flow cytometer，CM），集激光、光电测量、计算机技术为一体，运用荧光化学、免疫荧光技术进行细胞测量和分选的一门技术。

13. 细胞分级分离术（cell fractionation） 是研究细胞内细胞器和其他各种组分的化学性质和功能的一种主要方法。

14. 差速离心法（differential centrifugation） 是指由低速到高速逐级分离的方法。常用于分离细胞核和细胞器。

15. 密度梯度离心法（density gradient centrifugation） 是一种带状离心法，可达到更精细的离心效果。常用于分离膜和细胞器。

16. 细胞培养（cell culture） 把机体内的组织取出后经过分散（机械方法或酶消化）为单个细胞，在人工培养的条件下，使其生存、生长、繁殖、传代，观察其生长、繁殖、接触抑制、衰老等生命现象的过程。

17. 细胞融合（cell fusion） 又称细胞杂交（cell hybridization），是细胞彼此接触时，两个或两个以上细胞合并形成一个细胞的过程。

18. 原位杂交组织化学（in situ hybridization histochemistry，ISHH） 是应用特定标记的已知核酸探针与细胞涂片或组织切片上的组织或细胞中待测的核酸按碱基配对的原则进行特异性结合，形成杂交体，然后再应用与标记物相应的检测系统，在核酸原有的位置进行细胞内定位的方法。

19. 聚合酶链反应（polymerase chain reaction，PCR） 简称 PCR 反应技术，又称体外基因扩增技术。原理类似体内天然 DNA 复制机制。主要利用耐热 DNA 聚合酶依赖于 DNA 模板的特性模仿体内 DNA 复制过程。

20. 基因敲除（gene knock out）　对一个结构已知但功能未知的基因，从分子水平上设计实验，将该基因去除，或用其他顺序相近基因取代，然后从整体观察实验动物，推测相应基因的功能。

21. 基因敲入（gene knock in）　应用基因同源重组，将外源有功能的基因，转入细胞与基因组中的同源序列进行同源重组，插入到基因组中，在细胞内获得表达。

四、重点难点解析

1. 细胞化学的分析方法、原理和应用

细胞化学技术：利用化学物质可与细胞内成分发生化学反应，在局部形成有色沉淀的原理，对细胞的化学成分进行定性、定位和定量的研究。

（1）酶细胞化学技术　用组织化学的分析方法研究细胞超微结构中变化，并对酶的定性、定位和定量。酶组织化学主要经过两步：①酶促反应　酶催化细胞内相应底物，生成无色的初级反应产物。②显色反应　将初级反应产物与捕获剂反应，经过一步或两步生成有色的最终反应产物或将 IRP 与一些偶联剂发生偶联反应生成有色沉着，显示酶活性部位。可对具有酶活性的组织切片或细胞涂片进行相关研究。

（2）免疫细胞化学方法　用标记的抗体追踪抗原，经过组织化学的呈色反应后，用显微镜或电子显微镜观察，在原位上确定细胞或组织结构的化学成分或化学性质。免疫组织化学大致可分为免疫荧光技术、免疫酶标技术及免疫金属标记技术，其中以免疫酶标技术最为常用。电镜的免疫细胞化学技术广泛应用于细胞生物学、组织学和病理学等多方面的研究工作中。

（3）放射自显影技术　是利用放射性同位素（如^{3}H、^{14}C、^{32}P、^{125}I）所发射的带电粒子，来标记生物分子，并引入机体或细胞中，从而显示出标本中放射性物质所在的位置和所含的数量。放射自显影技术能揭示细胞分子水平的动态变化，使之成为显微镜下可见的形态，并可以进行定位和定量分析。它是研究机体，细胞代谢状态和动态变化过程的重要手段，是生物学和医学科学研究中广泛应用的一项技术。

2. 细胞组分分析方法、原理和应用

（1）流式细胞术　是用流式细胞仪，运用荧光化学、免疫荧光技术进行细胞测量和分选的一门技术。标本来源可以是血液、尿液、细胞培养液、胸水、腹水、灌洗液、新鲜实体瘤及活检组织标本、石蜡固定标本等。可同时测定细胞大小，DNA、RNA 含量，细胞表面抗原表达，癌基因蛋白，pH、Ca^{2+}等等。由于其应用广泛，已成为当前细胞生物学、免疫学、肿瘤学、血液学、遗传学、病理学、临床检验学特别是血液病诊疗的重要工具。

（2）细胞分级分离术　是研究细胞内细胞器和其他各种组分的化学性质和功能的一种主要方法。可分为以下两种：①差速离心法：利用不同离心速度所产生的离心力，低速到高速逐级分离，将亚细胞组分和各种颗粒分开。②密度梯度离心法：是一种带状离心法，利用各组分在介质中的沉降系数不同，使各组形成区代，而达到精细分离。

3. 分子生物学方法、原理和应用

（1）原位分子杂交技术　使用带有标记物的已知碱基顺序的核酸探针，与细胞内待测的 DNA 和 RNA 形成稳定的杂交体，然后再应用与标记物相应的检测系统，在核酸原有的位置进行细胞内定位。

（2）PCR 反应技术　利用耐热 DNA 聚合酶依赖于 DNA 模板的特性模仿体内 DNA 复制过程。该技术在基础医学和临床医学研究和临床诊断上得到最为广泛应用，是一种应用最为广泛和普遍的一种技术。它可以用于合成基因，DNA 序列测定，基因结构分析，基因表达水平检测，遗传性疾病、病毒感染、细菌、寄生虫等疾病的诊断。

（3）基因敲除　对一个结构已知但功能未知的基因，从分子水平上设计实验，将该基因去除，或用其他顺序相近基因取代，然后从整体观察实验动物，推测相应基因的功能。

（4）基因敲入　应用基因同源重组，将外源有功能的基因，转入细胞与基因组中的同源序列进行同源重组，插入到基因组中，在细胞内获得表达的方法。

基因敲除或敲入的转基因动物在医学研究中有重要应用价值。①建立人类疾病的转基因动物模型。②改造动物基因型，鉴定新基因和/或其新功能，研究发育生物学。③治疗遗传病。④改造生物、培育新的生物品种等等。

第二节　习题与答案

一、习题

（一）选择题

A 型题

1. 提高光学显微镜的分辨率，常用的方法有（　）
   - A. 聚光镜上增加 1 个环状光阑
   - B. 调节聚光镜，加红色滤光片
   - C. 用荧光抗体示踪
   - D. 利用高折射率的介质（如香柏油）
   - E. 将标本染色

2. 光学显微镜分辨率为（　）
   - A. 0.2μm　B. 0.1μm　C. 10μm　D. 10nm　E. 150nm

3. 光学显微镜所观察的组织或细胞结构为（　）
   - A. 分子结构　B. 微细结构　C. 超微结构　D. 细胞的三维形态　E. 显微结构

4. 适于观察培养瓶中活细胞的显微镜是（　）
   - A. 荧光显微镜
   - B. 相差显微镜
   - C. 倒置相差显微镜
   - D. 扫描电镜
   - E. 投射电镜

5. 投射电子显微镜可用于（　）
   - A. 观察活细胞
   - B. 观察细胞的三维形态

C. 分析细胞中的化学成分　　　　D. 观察细胞表面的立体结构

E. 细胞内部细微结构

6. 扫描电子显微镜可用于（　　）

A. 观察活细胞　　　　　　　　B. 观察细胞的三维形态

C. 分析细胞中的化学成分　　　　D. 观察细胞表面的立体结构

E. 细胞内部细微结构

7. 分离细胞内不同细胞器的主要技术是（　　）

A. 流式细胞分选技术　　　　　　B. 细胞分级分离技术

C. 层析技术　　　　　　　　　　D. 细胞化学技术

E. 杂交技术

8. 利用差速离心法可从组织匀浆中最后分离出的细胞器是（　　）

A. 细胞核　　　　　　　　　　　B. 线粒体

C. 溶酶体　　　　　　　　　　　D. 核蛋白体

E. 内质网

9. 直接取材于机体组织的细胞培养称为（　　）

A. 细胞系　　　　　　　　　　　B. 传代培养

C. 原代培养　　　　　　　　　　D. 细胞培养

E. 细胞株

10. 根据基因敲除概念判断下列错误的说法是（　　）

A. 中止生物体内某一正常基因表达　B. 生物体内引入新基因

C. 改变生物体的某一基因　　　　D. 不能修复细胞中的病变基因

E. 中止生物体内某一突变基因表达

B 型题

11～15 题备选答案

A. 细胞化学技术　　　B. 电子显微镜技术

C. 光学显微镜技术　　D. 细胞分级分离技术

E. 原位分子杂交技术

11. 分离细胞内不同细胞器的主要技术是（　　）

12. 研究组织或细胞显微结构的主要技术是（　　）

13. 研究细胞微细结构的主要技术是（　　）

14. 研究细胞内核酸表达的主要技术是（　　）

15. 研究细胞内化学成分的主要技术是（　　）

16～20 题备选答案

A. 4nm　　　　　　　　B. 0.2mm

C. 0.2nm　　　　　　　D. 0.2μm

E. 0.13μm

16. 人眼分辨率是（　　）

17. 光学显微镜分辨率是（ ）

18. 电子显微镜分辨率是（ ）

19. 激光共焦显微镜分辨率是（ ）

20. 暗视野显微镜分辨率是（ ）

C 型题

21～24 题备选答案

    A. 光学显微镜   B. 电子显微镜

    C. 二者均是   D. 二者均不是

21. 用于观察活细胞（ ）

22. 用于观察细胞微细结构（ ）

23. 用于观察细胞显微结构（ ）

24. 用于观察细胞形态结构（ ）

25～28 题备选答案

    A. 密度梯度离心法   B. 差速离心法

    C. 二者均可   D. 二者均不可

25. 常用于分选出高纯度的细胞亚群（ ）

26. 常用于分离细胞核和细胞器（ ）

27. 常用于分离膜和细胞器（ ）

28. 常用于分离病毒（ ）

X 型题

29. 原位分子杂交技术（ ）

    A. DNA – DNA 杂交   B. DNA – RNA 杂交

    C. 用于细胞中激素定位   D. RNA – RNA 杂交

    E. 用于细胞中 mRNA 定位

30. 下列哪项技术属于细胞化学技术（ ）

    A. 酶细胞化学技术   B. 细胞分级分离术

    C. 免疫细胞化学技术   D. 放射自显影技术

    E. 流式细胞术

（二）填空题

1. 光学显微镜主要由_____、_____和_____三大部分组成，光学显微镜的分辨率决定于_____、_____和_____三个因素。

2. 荧光显微镜以_____为光源，电子显微镜以_____为光源。

3. 倒置显微镜与普通光学显微镜的不同在于_____。

4. 电子显微镜按工作原理和用途的不同可分为_____和_____。

5. 电镜超薄切片技术包括_____、_____、_____、_____等四个主要步骤。

6. 通过离心进行细胞组分的分级分离方法有_____和_____。

7. 观察培养瓶中活细胞的结构可选用_____显微镜，观察细胞的形态和运动可选用_____显微镜，观察细胞内离子动态变化采用_____法。

8. 体外培养的动物细胞可分为_____和_____合并形成_____，根据诱发条件不同可以分为_____和_____两种。

（三）名词解释

1. 分辨率
2. 细胞培养
3. 原代细胞培养
4. 传代细胞培养
5. 细胞系
6. 细胞株
7. 原位杂交
8. 聚合酶链反应
9. 细胞融合

（四）问答题

1. 光学显微镜在细胞生物学研究中有什么应用？
2. 荧光显微镜在细胞生物学研究中的应用？
3. 光学显微镜与电子显微镜有何区别？
4. 细胞和细胞生物学研究的常用技术是什么？

二、答案与题解

（一）选择题

A 型题

1. D 2. A 3. E 4. C 5. E
6. D 7. B 8. D 9. C 10. D

B 型题

11. D 12. B 13. C 14. E 15. A
16. B 17. D 18. C 19. E 20. A

C 型题

21. D 22. B 23. A 24. C 25. D
26. B 27. A 28. A

X 型题

29. ABDE 30. ACD

（二）填空题

1. 机械部分；照明部分；光学部分；光的波长；镜口率；介质的折射率
2. 紫外光；电子束
3. 物镜和照明系统的位置颠倒
4. 投射电镜；扫描电镜
5. 固定；包埋；切片；染色
6. 差速离心法；密度梯度离心法
7. 倒置相差；暗视；激光扫描共焦显微镜
8. 原代细胞；传代细胞；1个或2个以上细胞；一个细胞的过程；自然融合；人工诱导融合

（三）名词解释

1. 分辨率 区分邻近两个物点最小距离的能力。

2. 细胞培养 从活体中取出小块组织分离的细胞，在一定条件下进行培养，使之能继续生存、生长，甚至增殖的一种方法。

3. 原代细胞培养 直接从有机体取出组织，通过组织块长出单层细胞，或者用酶消化或机械方法将组织分散成单个细胞，在体外进行培养，在首次传代前的培养，如将实体组织（肝、肾等）剪碎并用胰酶消化后的细胞悬液直接进行肝细胞和肾小管上皮细胞的培养，称为原代细胞。

4. 传代细胞培养 原代培养培养细胞在培养瓶汇合以后，需要进行分离培养，否则细胞会因生存空间不足或由于细胞密度过大导致接触性抑制，影响细胞的生长，这一分离培养称为传代细胞培养。

5. 细胞系 从肿瘤组织培养建立的细胞群，或正常组织、胚胎组织培养过程中发生突变或转化的细胞，具有无限的增殖能力，这些细胞可以不断传代，称为细胞系。

6. 细胞株 从一个经过生物学鉴定的细胞系用单细胞分离培养或通过筛选的方法，由单细胞增殖形成细胞群，一般可以顺利地传40~50代次，它保持染色体二倍体的数量及接触抑制行为。

7. 原位杂交 利用标记的探针与细胞、组织或染色体中的核酸分子进行杂交，称为细胞、组织或染色体原位杂交。

8. 聚合酶链反应 是指在体外利用耐热DNA聚合酶模仿体内DNA的复制过程，依赖模板DNA的特性进行基因的大量扩增的技术。

9. 细胞融合 两个或多个细胞融合成一个双核细胞或多核细胞的现象。一般通过灭活的病毒或化学物质介导，也可通过电刺激融合。

（四）问答题

1. 光学显微镜在细胞生物学研究中有什么应用？

光学显微镜可以观察细胞标本的一般结构和形态；可以观察活细胞，可在组织内观察细胞间的联系；而且一些新发展起来的光学显微镜，比如暗场、相差、荧光、干涉、偏光等观察技术，使得光学显微镜已能适应形形色色细胞标本的研究，能够观察特殊的细胞或细胞结构组分，再者由于光学显微镜廉价、直观，技术性能要求不高，使用上非常方便，因此，光学显微镜在细胞生物学研究中被广泛使用。

2. 荧光显微镜在细胞生物学研究中的应用？

荧光显微镜以紫外线为光源来激发生物标本中的荧光物质，产生能观察到的各种颜色荧光，以显示其形状、位置，图像清晰，色彩逼真。荧光显微镜可以观察细胞内天然物质经紫外线照射后发荧光的物质（如叶绿体中的叶绿素）；也可观察诱发荧光物质（如用丫啶橙染色后，细胞中 DNA 呈绿色，RNA 呈红色荧光）。荧光染料和抗体能共价结合，被标记的抗体和相应的抗原结合形成抗原抗体复合物，经激发后发射荧光，可观察了解抗原在细胞内的分布。

3. 光学显微镜与电子显微镜有何区别？

光学显微镜与电子显微镜在光源、透镜、成像、分辨率、真空和样品制备诸方面存在着不同：

（1）**光源** 光镜光源是可见光，电镜的光源是电子束。由于电子束的波长远短于光波波长，因而电镜的放大率及分辨率显著高于光镜。

（2）**透镜** 光镜为玻璃透镜，电镜为电磁透镜。

（3）**成像** 光镜是利用样品对光的吸收形成明暗反差和颜色变化成像，电镜则是利用样品对电子的散射和透射形成明暗反差成像。

（4）**分辨率** 光镜分辨率 $0.2\mu m$，放大倍数为 1000 倍；电镜分辨率 0.2nm，放大倍数 10^6 倍。

（5）**真空** 电镜要求真空，而光镜不要求真空。

（6）**样品制备** 光镜样品制片技术简单，一般有组织切片、细胞涂片和细胞滴片等；而电镜样品的制备较复杂，技术难度高，在取材、固定、脱水和包埋等环节上需要特殊的试剂和操作，还需要制备超薄切片。

4. 细胞和细胞生物学研究的常用技术是什么？

细胞和细胞生物学研究的常用技术有以下几个方面：（1）光学显微镜技术观察细胞的显微结构；（2）电子显微镜技术观察细胞的超微结构；（3）X 衍生技术研究细胞的蛋白质和核酸等生物大分子结构；（4）细胞分级分离技术研究细胞内细胞器和其他各种组分的化学性质和功能；（5）细胞培养、细胞融合及杂交技术；（6）流式细胞分选技术；（7）细胞化学技术；（8）原位分子杂交技术；（9）层析及电泳技术；（10）基因敲除与敲入。

第三章　细胞的基本结构

第一节　内容精要

一、大纲要求

1. 掌握核酸的化学组成、结构特点、类型和功能；
2. 掌握蛋白质的化学组成、结构和功能；
4. 掌握原核细胞与真核细胞的结构及异同点；
5. 了解细胞内的无机化合物、有机化合物种类及其功能。

二、重点及难点提示

重点

1. 生物大分子的结构与功能。
2. 原核细胞与真核细胞的结构特点。

难点

核酸、蛋白质结构与功能。

三、重点名词解释

1. 原生质（protoplasm）　又称生命物质，不同细胞的原生质在化学成分上虽有差异，但其化学元素基本相同，是由多种化合物所组成的复杂的胶体。

2. 有机小分子（small organic molecules）　有机小分子是分子量在 $100 \sim 1000$ 范围内的碳化合物。细胞中有单糖、脂肪酸、氨基酸和核苷酸等 4 类，占细胞总有机物的 $1/10$ 左右。

3. 生物大分子（biomacromolecule）　由有机小分子构成的，分子量从 10^4 到 10^6，大约有 3000 种大分子物质。细胞的大部分物质是生物大分子，如核酸、蛋白质、酶、多糖和脂类等。

4. DNA 双螺旋结构模型　是 DNA 分子由 2 条相互平行而方向相反的多核苷酸链组成，两条链围绕着同一个中心轴以右手方向盘绕成双螺旋结构。脱氧核糖和磷酸位于双螺旋外侧，内侧由碱基构成，碱基之间依照碱基互补配对原则（A－T，G－C）以氢键相连。每个 DNA 分子碱基数目很多，因碱基对的排列方式是无穷无尽的，碱基对的排列顺序中蕴藏着无穷的遗传信息。

5. 蛋白质结构（protein structure） 是氨基酸按一定的排列顺序，以一定的化学键－肽键连接而成。肽键是一个氨基酸分子上的羧基与另一个氨基酸分子上的氨基经脱水缩合而成的化学键。一般分为蛋白质的一级、二级、三级和四级结构。

6. 原核细胞（prokaryotic cell） 结构简单，仅由细胞膜包绕，在细胞质内含有DNA区域，但无核膜包围，该区域一般称为拟核（nucleoid），拟核内仅含有一条不与组蛋白质结合的裸露DNA链。

7. 真核细胞（eukaryotic cell） 由原核细胞进化而来，因此较原核细胞结构复杂。由真核细胞组成的生物称为真核生物，包括单细胞生物（如酵母）、原生生物、动植物及人类等。真核细胞区别于原核细胞的最主要特征是出现有核膜包围的细胞核。

四、重点难点解析

1. 生物小分子的功能

组成细胞的基本元素为 C、H、O、N、S、K、P、Mg 等，其中主要的是 C、H、O、N 四种元素，其次为 S、P、Cl、K、Na、Ca、Mg、Fe 等元素，约占细胞总量的 99.9% 以上。细胞的生物小分子分为无机化合物和有机小分子两大类。

（1）无机化合物 包括水和无机盐。其中水是最主要的成分。细胞中水的含量最高，约占细胞总量的 70% ~80%。水是良好的溶剂，细胞内各种代谢反应都是在水溶液中进行的。水在细胞中的主要作用是，溶解无机物、调节温度、参加酶反应、参与物质代谢和形成细胞的有序结构。

水在细胞中以两种形式存在：一种是游离水，另一种是结合水，通过氢键同蛋白质结合，是原生质结构的一部分。

无机盐是细胞中的重要成分，是维持细胞生存的重要物质，其含量很少，约占细胞总重的 1%。在细胞中均以离子状态存在，阳离子如 Na^+、K^+、Ca^{2+}、Fe^{2+}、Mg^{2+}、Fe^{3+}、Mn^{2+}、Cu^{2+}、Co^{2+}、Mo^{2+} 等，阴离子有 Cl^-、SO_4^{2-}、PO_4^{3-}、HCO_3^- 等。这些无机离子有重要的生理作用：①游离于水中，维持酸碱平衡和维持细胞内外液的渗透压和 pH，以保障细胞的正常生理活动。②在各类细胞的能量代谢中起着关键作用。③有的直接与核苷酸、磷脂、磷蛋白和磷酸化糖等结合，组成具有一定功能的结合蛋白。

（2）有机小分子 是组成细胞的基本成分，机体内有机小分子主要有单糖、脂肪酸、氨基酸和核苷酸等 4 类，占细胞总有机物的 1/10 左右。单糖是细胞的能源以及与糖有关的化合物的原料。脂肪酸在细胞内的主要功能是构成细胞膜，同时脂肪酸也能分解产生 ATP。氨基酸是构成蛋白质的基本单位。核苷酸是组成核酸的基本单位，有的在细胞中还有重要的作用，如三磷酸腺苷（ATP）可参与细胞各种反应之间的能量传递。每个核苷酸分子由一个戊糖（核糖或脱氧核糖）、一个含氮碱基（嘧啶或嘌呤）和一个磷酸组成。

2. 生物大分子的结构与功能

生物大分子是由有机小分子构成的，如核酸、蛋白质、酶、多糖和脂类等。细胞的大部分物质是生物大分子组成，分子量从 10^4 到 10^6，大约有 3000 种大分子物质，这里主要讲核酸和蛋白质。

（1）核酸（nucleic acid）　是生物遗传的物质基础，与生物的生长、发育、繁殖、遗传和变异均有极为密切的关系。细胞内的核酸分为核糖核酸（RNA）和脱氧核糖核酸（DNA）两大类。

①DNA 的结构和功能：DNA 分子由 2 条相互平行而方向相反的多核苷酸链组成，即一条链中磷酸二酯键连接的核苷酸方向是 5′→3′，另一条是 3′→5′，两条链围绕着同一个中心轴以右手方向盘绕成双螺旋结构。螺旋的主链由位于外侧的间隔相连的脱氧核糖和磷酸组成，双螺旋的内侧由碱基构成，碱基之间依照碱基互补配对原则，即 A 与 T 配对，为 2 个氢键（A＝T）；G 与 C 配对，为 3 个氢键（G≡C）。螺旋内每一对碱基均位于同一平面上，并且垂直于螺旋纵轴，相邻碱基对之间距离为 0.34nm，每螺旋一圈有 10 个碱基对，双螺旋螺距为 3.4nm。

DNA 的重要功能是携带和传递信息。在遗传信息传递过程中，子代 DNA 保留了亲代分子 DNA 所有的遗传信息，这些遗传信息通过转录翻译过程来表达相应的遗传性状，决定着细胞的代谢类型和生物学特性。

②RNA 的结构和功能：大部分 RNA 分子以单链形式存在，但在 RNA 分子内的某些区域，RNA 单链仍可折叠，并按碱基互补原则形成局部双螺旋结构，这种双螺旋结构呈发夹样，也称为 RNA 的发夹结构。

按结构和功能不同，RNA 分为信使 RNA（mRNA）、转运 RNA（tRNA）和核糖体 RNA（rRNA）三类。信使 RNA 其功能是转录 DNA 分子中的遗传信息，并带到核糖体上，作为蛋白质合成的模板。转运 RNA 为单链结构，但有部分折叠成假双链结构，以致整个分子结构呈三叶草形：靠近柄部的一端，即游离的 3′有 CCA 三个碱基，以共价键与特定氨基酸结合；与柄部相对应的另一端呈球形，称为反密码环，反密码环上的三个碱基组成反密码子（anticodon），反密码子能与 mRNA 上密码子互补结合，因此每种 tRNA 只能转运一种特定的氨基酸，而参与蛋白质合成。核糖体 RNA 是核糖体的主要成分。

（2）蛋白质（protein）　是构成细胞的主要成分，约占细胞干重的 50% 以上。蛋白质不仅决定细胞的形状和结构，而且更重要的是，生物专有的催化剂——酶是蛋白质，因此担负着许多重要的生理功能，如细胞代谢过程中的催化反应及其调节、细胞的物质运输、细胞运动、细胞间识别和信息传递、免疫防御和基因表达的调控等。

①蛋白质的结构：蛋白质的分子结构分为四级结构：

一级结构是指一条或多条多肽链中蛋白质分子氨基酸的种类、数目和排列顺序，是蛋白质的基本结构。

二级结构是在蛋白质一级结构基础上形成的，是指多肽链主链骨架中的若干肽段，各自沿着某个轴盘旋或折叠，并以氢键维持形成三维立体空间结构。

三级结构是肽链在二级结构的基础之上进一步折叠，有的区域为 α 螺旋或 β 折叠，其他区域则为随机卷曲，形成蛋白质不规则的空间构象。主要化学键有氢键、酯键、离子键和疏水键等。

四级结构是在三级结构基础之上形成的，在四级结构中每个独立的三级结构的肽链成为亚单位，多肽链亚单位之间通过氢键等非共价键的相互作用，形成更为复杂的空间结构。

②蛋白质是生命的物质基础之一，是构成细胞结构的主要成分，并且具有多种重要的生物学功能。

第二节　习题与答案

一、习题

（一）选择题

A 型题

1. 下列物质中，属于有机小分子的是（　　）
   A. 脂类　　　B. 多糖　　　C. 蛋白质　　　D. 核酸　　　E. 单糖
2. 下列物质中，属于生物大分子的是（　　）
   A. 脂肪酸　　B. 核苷酸　C. 氨基酸　　D. 酶　　　　E. 单糖
3. 核酸分子的基本结构单位是（　　）
   A. 核糖核酸　B. 碱基　　C. 磷酸　　　D. 戊糖　　　E. 核苷酸
4. 机体中大多数酶是一类具有催化功能的（　　）
   A. 脂肪酸　　B. 戊糖　　C. 蛋白质　　D. 核糖核酸　E. 单糖
5. 蛋白质的基本结构单位是（　　）
   A. 肽　　　　B. 二肽　　C. 三肽　　　D. 肽键　　　E. 氨基酸
6. 维持蛋白质一级结构的主要化学键是（　　）
   A. 氢键　　　B. 肽键　　C. 离子键　　D. 酯键　　　E. 疏水键
7. 蛋白质的一级结构是（　　）
   A. α 螺旋或 β 折叠、随机卷曲　　B. 氨基酸的种类、数目和排列顺序
   C. α 螺旋、β 折叠和 π 螺旋　　　D. 多肽链亚单位 + 多肽链亚单位
   E. 多条独立结构的肽链
8. 维持蛋白质二级结构的化学键是（　　）
   A. 氢键　　　B. 肽键　　　C. 离子键　　D. 酯键　　　E. 疏水键
9. 蛋白质的哪一级结构以氢键维持形成三维立体空间结构（　　）
   A. 一级结构　B. 二级结构　C. 三级结构　　D. 四级结构　E. 以上均可
10. 自然界中目前所知最小的细胞是（　　）
    A. 杆菌　　　B. 球菌　　C. 绿藻　　　D. 支原体　　E. 衣原体
11. 下列没有细胞壁的细胞是（　　）
    A. 支原体　B. 细菌　　C. 蓝藻　　　D. 植物细胞　E. 放线菌

12. 原核细胞和真核细胞都有的一种细胞器是（　　）

    A. 内质网　　B. 线粒体　　C. 核糖体　　D. 溶酶体　　E. 高尔基复合体

B 型题

13～17 题备选答案

    A. 肽键　　B. 氢键　　C. 二硫键　　D. 磷酸二酯键　　E. 离子键

13. DNA 双链中互补碱基之间的键为（　　）

14. 多核苷酸链中磷酸和戊糖之间的键为（　　）

15. 参加蛋白质三级结构的化学键有（　　）

16. 蛋白质分子中氨基酸之间的键为（　　）

17. 维持蛋白质分子空间结构的化学结合力是（　　）

18～21 题备选答案

    A. 一级结构　　B. 二级结构　　C. 三级结构　　D. 四级结构　　E. 变构

18. 蛋白质多亚基集结所形成的空间结构是（　　）

19. 多肽链盘曲折叠所形成的空间结构是（　　）

20. 氨基酸之间通过氢键维系的空间结构是（　　）

21. 把氨基酸的种类、数目，排列顺序的线性结构为（　　）

C 型题

22～26 题备选答案

    A. DNA　　B. mRNA　　C. 二者均是　　D. 二者均不是

22. 相邻的单核苷酸之间通过磷酸二酯键连接（　　）

23. 由两条反方向的多核苷酸链组成双螺旋结构（　　）

24. 携带遗传信息并做为多肽链合成的模板（　　）

25. 可催化细胞内的生化反应（　　）

26. 细胞内的生物大分子（　　）

X 型题

27. 蛋白质是细胞内重要的生物大分子的原因（　　）

    A. 多数催化物质代谢的酶均为蛋白质　　B. 能自我复制

    C. 细胞的结构成分　　D. 表达遗传信息

    E. 结构复杂

28. 属于原核生物的有（　　）

    A. 细菌　　B. 衣藻

    C. 盘藻　　D. 团藻

    E. 蓝藻

29. 原核细胞所具有的结构是（　　）

    A. 中间体　　B. 线粒体

    C. 核糖体　　D. 高尔基复合体

    E. 溶酶体

30. DNA 与 RNA 的主要区别是（　　）

    A. 一种嘌呤不同   B. 一种嘧啶不同

    C. 戊糖不同   D. 磷酸不同

    E. 分布的位置不同

（二）填空题

1. 水在细胞中以两种形式存在：一种是_____，约占 95%，是_____的溶剂；另一种是_____，通过氢键同蛋白质结合，约占 4%～5%，是_____的一部分。

2. 细胞内的化学元素可分为_____、_____两种。

3. 机体内有机小分子主要有_____、_____、_____和_____等 4 类组成。

4. 蛋白质不仅决定细胞的_____和_____，而且更重要的是_____，因此担负着许多重要的生理功能，如细胞代谢过程中的_____、_____、_____、_____和_____、_____和_____等。

5. 蛋白质的基本结构是_____按一定的排列顺序，以一定的_____连接而成。其多肽链的一端具有游离的氨基称为_____或_____，另一端具有游离的羧基，称为_____或_____。

6. 支原体内唯一可见的细胞器是_____；细菌细胞表面主要是指_____和_____及其特化结构_____、_____和_____等。

7. 真核细胞区别于原核细胞的最主要特征是出现有_____包围的细胞核。

8. 真核细胞亚显微水平的四大基本结构体系是_____、_____、_____和_____。

9. 原核细胞的主要增殖方式是_____，真核细胞主要增殖方式_____。

（三）名词解释

1. 原核细胞
2. 真核细胞
3. 细胞器
4. 核酸
5. 核苷酸
6. 蛋白质
7. 酶
8. 氨基酸
9. 肽
10. 肽键

（四）问答题

1. 为什么说支原体是目前发现的最小、最简单的能独立生活的细胞生物？

2. 试论述原核细胞与真核细胞最根本的区别。

二、答案与题解

（一）选择题

A 型题

1. E   2. D   3. E   4. C   5. E

6. B   7. B   8. A   9. B   10. D

11. A   12. C

B 型题

13. B   14. D   15. E   16. A   17. C

18. D   19. B   20. B   21. A

C 型题

22. C   23. A   24. B   25. D   26. C

X 型题

27. ACDE   28. AE   29. AC   30. BCE

（二）填空题

1. 游离水；细胞代谢反应；结合水；原生质结构
2. 宏量元素；微量元素
3. 单糖；脂肪酸；氨基酸；核苷酸
4. 形状；结构；酶是蛋白质；催化反应及其调节；细胞的物质运输；细胞运动；细胞间识别；信息传递；免疫防御；基因表达的调控
5. 氨基酸；化学键－肽键；氨基端；N 端；羧基端；C 端
6. 核糖体；细胞壁；细胞膜；间体；荚膜；鞭毛
7. 核膜
8. 生物膜结构；细胞骨架结构；细胞核与遗传信息储存结构；细胞质
9. 无丝分裂（直接分裂）；有丝分裂（间接分裂）

（三）名词解释

1. 原核细胞（prokaryotic cell） 是一类没有由膜围成的典型的细胞核、体积小、结构简单、进化原始的细胞。由原核细胞构成的生物如细菌称为原核生物。

2. 真核细胞（eakaryotic cell） 具有真正的细胞核，遗传物质被一膜性的核膜结构所包被。由真核细胞构成的生物如酵母、动物和植物称为真核生物。

3. 细胞器（organelles） 真核细胞中具有可辨认形态和能够完成特定功能的结构，包括膜相结构和非膜相结构。膜相结构即以生物膜为基础形成的结构，如细胞膜、线粒体、高尔基体等；非膜相结构即核糖体、微管、微丝等。

4. 核酸（nucleic acid） 通过 3′、5′磷酸二酯键重复连接而形成的多聚核苷酸链，是生物的遗传物质基础，包括 DNA 和 RNA。

5. 核苷酸（nucleotide） 是核酸的基本组成单位，由戊糖（核糖或脱氧核糖）、含氮碱基（嘧啶或嘌呤）和磷酸脱水缩合而成。

6. 蛋白质（protein） 是氨基酸按一定的排列顺序，以一定的化学键－肽键连接而成，是构成细胞的主要成分，约占细胞干重的 50% 以上，它决定了细胞的形态结构，担负着许多重要的生理功能。

7. 酶（enzyme） 是一种生物体内高效催化各种化学反应的特异性的生物催化剂，主要由蛋白质构成。后来又发现了具有高效催化作用的核酸，称为核酶（ribozyme）。

8. 氨基酸（amino acid） 是构成蛋白质的基本结构单位；每个氨基酸都含有一个氨基（$-NH_2$），一个羧基（$-COOH$）和一个侧链基因（$-R$）。

9. 肽（peptide） 氨基酸通过肽键而连接成的化合物。由两个氨基酸连接而成的称为二肽，三个氨基酸连接而成的称为三肽，以此类推，多个氨基酸连接而成的称为多肽或多肽链。

10. 肽键（peptide bond） 蛋白质或多肽分子中，是一个氨基酸分子上的羧基与另一个氨基酸分子上的氨基经脱水缩合而成的化学键。

（四）问答题

1. 为什么说支原体是目前发现的最小、最简单的能独立生活的细胞生物？

支原体的结构和机能极为简单：细胞膜、遗传信息载体 DNA 与 RNA、进行蛋白质合成的一定数量的核糖体以及催化主要酶促反应所需要的酶。这些结构及其功能活动所需空间不可能小于 100nm。因此作为比支原体更小、更简单的细胞，又要维持细胞生命活动的基本要求，似乎是不可能存在的，所以说支原体是最小、最简单的细胞。

2. 试论述原核细胞与真核细胞最根本的区别。

原核细胞与真核细胞最根本的区别在于：①生物膜系统的分化与演变：真核细胞以生物膜分化为基础，分化为结构更精细、功能更专一的基本单位——细胞器，使细胞内部结构与职能的分工是真核细胞区别于原核细胞的重要标志；②遗传信息量与遗传装置的扩增与复杂化：由于真核细胞结构与功能的复杂化，遗传信息量相应扩增，即编码结构蛋白与功能蛋白的基因数首先大大增多；遗传信息重复序列与染色体多倍性的出现是真核细胞区别于原核细胞的一个重大标志。遗传信息的复制、转录与翻译的装置和程序也相应复杂化，真核细胞内遗传信息的转录与翻译有严格的阶段性与区域性，而在原核细胞内转录与翻译可同时进行。

第四章　细胞膜与跨膜运输

第一节　内容精要

一、大纲要求

1. 掌握构成细胞膜的主要分子类别及其特点和意义；
2. 掌握现代被广泛接受的液态镶嵌模型的基本要点；
3. 掌握小分子物质跨膜运输的机制，分清被动运输与主动运输的主要特点；
4. 掌握受体介导的内吞作用的机制及其意义；
5. 熟悉细胞膜结构的特性；
6. 熟悉大分子物质跨膜运输的方式及主要特点；
7. 熟悉细胞侧面特化结构——细胞连接的方式、特点及生物学意义；
8. 了解细胞膜结构研究历史；
9. 了解膜流与膜的运动；
10. 了解细胞游离面的特化结构。

二、重点及难点提示

重点

1. 细胞膜的化学组成
（1）膜脂：磷脂、糖脂、胆固醇；人工脂质体及其应用。
（2）膜蛋白：内在蛋白，外在蛋白。
（3）膜糖类。
2. 细胞膜的分子结构
（1）历史上的细胞膜结构模型。
（2）液态镶嵌模型基本要点。
3. 细胞膜的特性
（1）细胞膜的不对称性及其生物学意义。
（2）细胞膜的流动性及其生物学意义。
4. 小分子物质的跨膜运输
（1）被动运输：特点；简单扩散，离子通道扩散，易化扩散；载体、转运蛋白的概念。

（2）主动运输：特点；直接主动运输－泵运输及转运 ATP 酶的概念；间接主动运输－协同运输。

5. 大分子物质的跨膜运输；受体介导的内吞作用。

6. 细胞连接及其功能

（1）封闭连接及其生物学意义。

（2）锚定连接及其生物学意义。

（3）通讯连接及其生物学意义。

难点

1. 构成细胞膜的主要分子类别及其特点。

2. 液态镶嵌模型的特点。

3. 直接主动运输－泵运输，间接主动运输－协同运输，及受体介导的内吞作用的运输机制。

4. 锚定连接及其生物学意义。

三、重点名词解释

1. 生物膜（biomembrane）　　生物膜是指具有类似的化学成分和分子结构，细胞所有膜性结构的总称。包括细胞膜和细胞内部构成线粒体、内质网、高尔基复合体、溶酶体、核被膜等膜性细胞器的细胞内膜。

2. 被动运输（passive transport）　　被动运输是细胞膜无需消耗代谢能（ATP）而顺浓度梯度进行的一种物质转运方式，其动力来自于膜内外存在的被转运物质的浓度差所具有的势能。根据所需条件不一，被动运输又可分为简单扩散、通道扩散和易化扩散等。

3. 膜转运蛋白（membrane transport protein）　　膜转运蛋白是细胞膜中的一类具有转运功能的跨膜蛋白。能被这类蛋白转运至膜内或膜外的物质有葡萄糖、氨基酸、各种离子（Na^+、K^+、H^+、Cl^- 等）及代谢产物等。通常每种转运蛋白只转运一种特定类型的分子。膜转运蛋白可分为载体蛋白和通道蛋白两类，其转运物质进出细胞的机理不同。

4. 载体蛋白（carrier protein）　　载体蛋白是细胞膜的脂质双分子中分布的一类镶嵌蛋白，其肽链穿越脂双层，属跨膜蛋白。载体蛋白转运物质进出细胞是依赖该蛋白与待转运物质结合后引发空间构象改变而实现的。膜中的载体蛋白依其发挥功能时是否直接消耗能量又可分为两类，一类需消耗 ATP 对物质进行主动运输；而另一类则无需代谢能进行被动运输，所以载体蛋白既能主动运输，又能被动运输。

5. 主动运输（active transport）　　主动运输，是细胞膜中特定的载体蛋白在消耗能量（由水解 ATP 获取）的条件下逆浓度梯度（即逆电化梯度）转运小分子物质的过程。是细胞膜转运小分子物质的基本形式之一。完成这种转运过程的基本条件有：①细胞膜上具有特定的载体蛋白；②需消耗代谢能。主动运输可分为离子泵驱动的主动运输

（直接的主动运输）和离子梯度驱动的主动运输（间接的主动运输）两种基本类型。

6. 钠钾泵（$Na^+ - K^+ pum$） 钠钾泵，也称为钠钾ATP酶。是位于细胞膜脂质双分子层中的载体蛋白，具有ATP酶的活性，在ATP直接供能的条件下能逆浓度梯度主动运输钠离子和钾离子。钠钾泵由α和β两个亚基构成。其分子量分别为120kD和50kD。工作时，通过α亚基（一种糖蛋白）上一个天冬氨基酸残基的磷酸化和去磷酸化使α亚基的构象改变来实现钠钾的排出和吸入。每消耗一个ATP，可转运3个Na^+出胞、2个K^+入胞，构成一个循环。钠钾泵周而复始地完成一次次循环，可不断地将钠排出胞外，同时将钾吸入胞内。钠钾泵存在于一切动物细胞的细胞膜上。

7. 协同运输（cotransport） 协同运输是一类靠间接提供能量完成的主动运输方式。物质跨膜运动所需要的能量来自膜两侧离子的电化学浓度梯度，而维持这种电化学势的是钠钾泵或质子泵。动物细胞中常常利用膜两侧Na^+浓度梯度来驱动，植物细胞和细菌常利用H^+浓度梯度来驱动。根据物质运输方向与离子沿浓度梯度的转移方向，协同运输又可分为同向协同与反向协同。

8. 膜泡运输（vesicular transport） 膜泡运输是细胞对大分子及颗粒性物质的跨膜转运方式。包括内吞作用、外吐作用两个不同方向的物质转运过程，这个需要ATP供能的运输活动涉及细胞膜或胞内膜的变形、膜性小泡的形成与膜泡融合等过程，被转运的物质包裹在脂双层膜围成的囊泡中，故称膜泡运输。

9. 受体介导的内吞作用（receptor mediated endocytosis） 受体介导的内吞作用是指需要膜受体参与的吞噬或吞饮作用，是某些大分子物质或颗粒性物质进入细胞的特殊方式，具有较强的特异性。其基本过程是胞外的大分子或颗粒物（配体）先与细胞膜上特殊部位（膜下附有称为衣被的笼形蛋白）的受体结合，然后细胞膜内陷形成有被小窝，进而与细胞膜分离形成由笼形蛋白包被的有被小泡。例如胆固醇与其载体低密度脂蛋白（LDL）结合而成的LDL颗粒就是以上述方式进入细胞的。

10. 细胞连接（cell junction） 细胞连接是指机体各种组织的细胞彼此按一定的方式相互接触并形成了将相邻细胞连接起来的特殊细胞结构或装置。组织中存在的细胞连接方式有多种，根据其结构和功能，可分为紧密连接、锚定连接和通讯连接等三大类。

四、重点难点解析

1. 细胞膜的化学组成

细胞膜的化学组分主要为脂类和蛋白质，此外还含有少量的糖及金属离子等。各种化学组分，特别是脂质与蛋白质的比例，可有很大的差异，一般在功能复杂的细胞，其膜中所含的蛋白质种类和数量较多，而在功能简单的细胞，则蛋白质的种类和数量较少。

（1）膜脂 膜脂是生物膜的基本组成成分，在真核细胞膜中主要有磷脂、糖脂、胆固醇等，其中以磷脂为最多，主要是甘油磷脂和鞘磷脂。甘油磷脂主要类型有磷脂酰胆碱（PC，卵磷脂）、磷脂酰丝氨酸（PS）、磷脂酰乙醇胺（PE，脑磷脂）、磷脂酰肌醇（PI）和双磷脂酰甘油（DPG，心磷脂）等。甘油磷脂一般具有两个非极性的脂肪酸链，脂肪酸碳原子数为偶数，在 14～24 之间，以 16～18 最为常见，有饱和与不饱和（含双链）之分。鞘磷脂（SM）在脑和神经细胞膜中特别丰富，亦称神经醇磷脂。糖脂是含糖而不含磷酸的脂类，如半乳糖脑苷脂、神经节苷脂等。胆固醇是膜中的中性脂，在动物的真核细胞膜中含最高，与磷脂的碳氢链相互作用，增加细胞膜的强度，降低膜的流动性。膜脂分子均含有亲水性的头部和疏水性的尾部，均为兼性分子。其结构特点为头部亲水面向水面，在水相中，可形成团粒或片状双层。

（2）膜蛋白　膜蛋白是膜功能主要的承担和执行者。根据膜蛋白与膜脂的结合方式不同，可分为镶嵌蛋白和外周蛋白两类。镶嵌蛋白又称内在蛋白，因含有疏水区而结合在细胞膜上，内在蛋白不溶于水，分为部分嵌入及跨膜蛋白。外周围蛋白又称外在蛋白，一般为水溶性蛋白质，分布在细胞膜内外两侧，通过静电作用及离子键，氢键与膜脂分子的极性头部相结合。或通过与内在蛋白相互作用，间接与膜结合。

（3）膜糖类　膜糖类大多是与蛋白质（多肽链）或脂类分子相结合形成糖蛋白、糖脂的低聚糖，主要分布在细胞膜的外表面，组成低聚糖的单糖主要有：葡萄糖、半乳糖、岩藻糖、甘露糖、氨基糖和唾液酸等。

2. 细胞膜的分子结构模型

细胞膜中的脂类、蛋白质及糖类在细胞膜上的位置、排列方式及它们之间的相互关系等问题的阐明，对于理解细胞膜的功能活动机制是十分必要的。目前对细胞膜和生物膜结构的认识可归纳如下。

（1）具有极性头部和非极性尾部的类脂分子在水环境中以疏水性非极性尾部相对，极性头部朝向水相，自发形成封闭的类脂双分子层膜系统，膜脂是组成生物膜的基本结构成分。

（2）蛋白分子以不同方式镶嵌在脂双层分子中或结合在其表面，蛋白的类型、蛋白分布的不对称性及其与脂分子的协同作用赋予生物膜具有各自的特性与功能，膜蛋白是生物膜功能的主要决定者。

（3）生物膜是嵌有蛋白质的类脂双分子层二维流体，具有一定的流动性。大多数蛋白质分子和类脂分子都能够以进行横向扩散的形式运动，然而膜蛋白与膜脂之间，膜蛋白与膜蛋白之间及其与膜两侧其他生物大分子的复杂的相互作用，在不同程度上限制了膜蛋白和膜脂的流动性。

（4）在细胞膜的外表，有一层由细胞膜上的蛋白质与糖类结合形成的糖蛋白，叫做糖被。它在细胞生命活动中具有重要的功能。

3. 细胞膜的基本特性

细胞膜特殊的理化性质集中表现在 2 个方面：膜的不对称性和流动性。换句话说，不对称性和流动性是细胞膜最基本的特性。

细胞膜的不对称性是由膜脂分布的不对称性和膜蛋白分布的不对称性所决定的。膜脂分布的不对称性表现在：①膜内层和外层所含脂质分子的种类不同；②膜内外磷脂层所带电荷不同；③膜内外层磷脂分子中脂肪酸的饱和度不同；④糖脂均分布在外层脂质中。膜蛋白的不对称性主要表现在：①糖蛋白的糖链主要分布在膜的外表面；②膜受体

28

分子均分布在膜外层脂质分子中；③腺苷酸环化酶分布在膜的内表面。所以膜蛋白的分布是绝对不对称的。细胞膜内外两层的组成分布的不对称使膜的两侧具有不同的功能，产生了方向性，具有重要的生物学意义。

膜的流动性是由膜内部脂质分子和蛋白质分子的运动性所决定的。膜脂的流动性和膜蛋白的运动性使得细胞膜成为一种动态结构。膜脂分子的运动表现在：①侧向扩散运动；②旋转运动；③摆动运动；④伸缩振荡运动；⑤旋转异构化运动；⑥翻转运动。膜蛋白的分子运动则包括侧向扩散运动和旋转扩散运动等。流动性是细胞膜的一种基本特性，具有十分重要的生物学意义，必须保持在适当程度才能保证细胞膜的正常功能。当膜的流动性低于一定的阈值时，许多酶的活性和跨膜运输将停止，反之如果流动性过高，又会造成膜的溶解。

4. 小分子物质的跨膜运输

细胞维持其正常的生命活动，必须通过细胞膜从外界及时地吸取营养物质，同时不断地排出其代谢产物。这些营养物质和代谢产物进出生物膜的方式，根据是否需要膜蛋白的介导分为简单扩散和膜蛋白介导的跨膜运输两种。根据运输过程中是否消耗代谢能又可分为被动运输和主动运输两种类型。

（1）被动运输　细胞内外的各种物质浓度有差异，某一物质在细胞内外的浓度差，即为浓度梯度，凡是顺浓度梯度（从高→低），只依靠高浓度物质的势能，而不消耗细胞的代谢能（指分解 ATP）的经膜扩散的转运方式统称为被动运输，具体方式有：

①简单扩散：简单扩散是指脂溶性物质和一些气体分子、顺浓度梯度，直接经类脂层的扩散，扩散的速率与浓度梯度成正比，与物质的脂溶性有关。绝大多数的极性物质及大的不带电荷的分子，如葡萄糖、氨基酸、核苷酸等都不能以简单扩散的方式进出细胞。

②离子通道扩散：细胞膜上有运送离子的特异离子通道，它由贯跨膜全层的 α-螺旋蛋白所构成，称为通道蛋白，其中心孔道表面是一些亲水基因，对离子有高度亲和力，允许适当大小的离子顺浓度梯度瞬间大量通过（几毫秒）。离子通道扩散、不消耗代谢能，将离子从高向低顺浓度梯度转运，有选择性、门控性、瞬间完成大量转运。

③易化扩散：易化扩散又称帮助扩散，是指非脂溶性（极性）物质如葡萄糖、氨基酸、核苷酸、离子等借助载体蛋白，顺浓度梯度的，不消耗代谢能的跨膜运输。当某一溶质分子与某特异的载体蛋白结合后，蛋白分子构象发生可逆性变化而将物质从膜的高浓度一侧运至低浓度一侧，同时，随着构象变化，载体与溶质的亲和力也改变，于是，物质与载体分离而被释放，载体又恢复原来构象，如此反复循环使用。易化扩散具有高度特异性和饱和性。

（2）主动运输　细胞借助膜上载体蛋白的帮助，利用代谢能（分解 ATP），驱动物质逆浓度梯度转运的运输，称为主动运输。具体方式有：

①离子泵：以细胞维持 Na^+-K^+ 浓度差的钠钾泵为例，钠钾泵就是细胞膜中存在的一种能利用 ATP 的能量主动运输钠和钾逆浓度梯度进出细胞的载体蛋白。钠钾泵具有 ATP 酶的活性，能水解 ATP 获取其中的能量，故又称为 Na^+-K^+-ATP 酶，所进行

的是由 ATP 直接提供能量的主动运输。钠钾泵有两种构象，分别与 Na^+、K^+ 有不同的亲和力，随着 ATP 被分解，$Na^+ - K^+ - ATP$ 酶快速地磷酸化和去磷酸化，不断发生构象变化，从而对 Na^+、K^+ 亲和力改变，可逆地结合与释放。钠钾泵每分解 1 个 ATP 分子，可逆浓度梯度泵出 3 个 Na^+，摄入 2 个 K^+。

细胞膜上的离子泵有多种，除钠钾泵外，还有钙泵、质子泵、碘泵等，钙泵就是 $Ca^{2+} - Mg^{2+} - ATP$ 酶，每分解一个 ATP，可逆浓度梯度将 2 个 Ca^{2+} 泵入内质网腔，1 个 Mg^{2+} 泵至细胞外，这在肌细胞收缩中起重要作用。

②协同运输：细胞为了维持生存，必须从外环境摄取氨基酸和葡萄糖等营养物质，这些物质的浓度常是细胞外比细胞内低得多，因而也需逆浓度梯度进行运输。但它们逆浓度梯度进入细胞的动力不是直接来自 ATP 分解，而是依靠钠钾泵分解 ATP 把 Na^+ 泵出细胞外，造成 Na^+ 的浓度梯度差，使膜外 Na^+ 浓度运输高于膜内，此时，Na^+ 可顺浓度梯度进入细胞，葡萄糖和氨基酸等就利用 Na^+ 的势能的驱动，伴随 Na^+ 一起，逆浓度梯度进入细胞。这种离子梯度驱动的主动运输称为协同运输。

5. 大分子物质的跨膜运输

细胞膜对蛋白质、核酸、多糖等大分子物质和颗粒物质的运输不同于小分子和离子。这些物质的转运需要形成小膜泡并通过膜的融合进行，称为膜泡运输，可分为内吞作用和外排作用。

（1）内吞作用　内吞作用，也称为入胞作用。是细胞将胞外的大分子或颗粒状物质转运到胞内的方式。当被转运的大分子或颗粒状物质靠近细胞膜并结合于细胞表面后，膜逐渐内陷将其包围，形成吞噬小泡进入细胞内。根据入胞物质的性质及大小，可将内吞作用分成胞饮作用和吞噬作用两种类型。而根据内吞物质是否有专一性，又可将内吞作用分为受体介导的内吞作用和非特性的内吞作用两种情况。

（2）外排作用　外排作用，也称出胞作用。是细胞内合成的肽类激素、抗体、糖蛋白以及细胞消化作用后形成的残质体等排出细胞的运输方式。其基本过程是要输出的物质先由内膜包被后形成小泡，小泡再移至细胞膜下方，最后，小泡膜与细胞膜发生融合并形成一裂口将内容物排出胞外，小泡膜并入细胞膜上成为其中的一部分。

细胞的内吞和外排作用过程是一个连续的快速的膜移动、膜重排、膜融合过程，都要消耗代谢能，从这一点讲，也是一种主动运输。

6. 细胞连接及其功能

细胞连接是指相邻细胞接触区域特殊分化形成的连接结构，作用是加强细胞间的机械联系，维持组织结构的完整性，协调细胞间的功能活动。根据结构与功能不同，可分为封闭连接、锚定连接和通讯连接三类。

（1）紧密连接　紧密连接是一种封闭连接，广泛分布于各种上皮细胞管腔面细胞间隙的顶端，在紧密连接处相邻细胞膜点状融合，形成一条封闭带，它是跨膜连接糖蛋白组成的对合的封闭链。紧密连接的主要功能是封闭上皮细胞的间隙，形成与外界隔离的封闭带，防止细胞外物质无选择性地通过间隙进入组织或组织中的物质回流入腔中，保证组织内环境的稳定性；同时将细胞两端不同功能的转运蛋白隔开，使其不能自由流动，保证物质转运的方向性。

（2）锚定连接 锚定连接是通过细胞骨架系统将细胞与相邻细胞或细胞与基质之间连接起来的连接方式。根据直接参与细胞连接的骨架纤维的性质不同，锚定连接又分为与中间纤维相关的锚定连接和与肌动蛋白纤维相关的锚定连接。前者包括桥粒和半桥粒；后者主要有黏着带和黏着斑。

①桥粒：又称点状桥粒，是细胞间形成的纽扣式的连接结构，跨膜蛋白通过附着蛋白与中间纤维相联系，提供细胞内中间纤维的锚定位点。中间纤维横贯细胞，形成网状结构，同时还通过桥粒与相邻细胞连成一体，形成整体网络，起支持和抵抗外界压力与张力的作用。

②半桥粒：在结构上类似桥粒，位于上皮细胞基面与基膜之间，通过细胞细胞膜上的膜蛋白整合素将上皮细胞锚定在基底膜上，防止机械力造成细胞与基膜脱离。与桥粒不同，细胞内的中间纤维不是穿过而是终止于半桥粒的致密斑内。

③黏合带：又称带状桥粒，位于紧密连接下方，是相邻细胞间形成的一个连续的带状连接结构，跨膜蛋白通过微丝束间接将组织连接在一起，提高组织的机械张力。

④黏合斑：是细胞通过肌动蛋白纤维和整联蛋白与细胞外基质之间的连接方式，微丝束通过附着蛋白锚定在连接部位的跨膜蛋白上。存在于某些细胞的基底，呈局限性斑状。其形成对细胞迁移是不可缺少的。体外培养的细胞常通过黏着斑黏附于培养皿上。

（3）通讯连接 通讯连接是一种特殊的细胞连接方式，位于特化的具有细胞间通讯作用的细胞。它除了有机械的细胞连接作用之外，还可以在细胞间形成电偶联或代谢偶联，以此来传递信息。动物细胞的通讯连接为缝隙连接与化学突触，而植物细胞的通讯连接则是胞间连丝。

①缝隙连接：散在分布于相邻细胞间，是动物细胞间最普遍存在的一种细胞连接。缝隙连接呈四暗夹三明的 7 层结构。连接基本结构单位是连接小体，为点阵排列的颗粒，两个细胞膜的连接小体相连形成相邻细胞间的通道。小体呈圆柱状由 6 个连接蛋白分子的亚基构成，每个连接蛋白分子跨膜 4 次。连接小体孔道的开放、闭合及孔径大小受到膜电位、pH、Ca^{2+} 浓度等多种因素的影响。缝隙连接的作用主要表现在：细胞黏着（细胞彼此连接在一起）和细胞通讯，缝隙连接对物质的通透具有选择性，形成细胞间的代谢偶联；同时连接处的电阻抗很低，形成细胞间的电偶联，可以使细胞群的活动同步化。

②化学突触：化学突触是存在于可兴奋细胞之间的细胞连接方式，它通过释放神经递质来传导神经冲动。化学突触由突触前膜、突触后膜和突触间隙三部分组成。当神经冲动传到突触前神经元的突触前膜，突触小泡释放神经递质，为突触后膜的受体接受，引起突触后膜离子通透性改变，膜去极化或超极化。

③胞间连丝：胞间连丝是植物细胞特有的通讯连接。是由穿过细胞壁的细胞膜围成的细胞质通道。通道中有一由膜围成的筒状结构，称为连丝小管。连丝小管由光面内质网特化而成，管的两端与内质网相连。连丝小管与胞间连丝的细胞膜内衬之间，填充有一圈细胞质溶质。一些小分子可通过细胞质溶质环在相邻细胞间传递。因此植物体细胞

可看做是一个巨大的合胞体。

第二节　习题与答案

一、习题

（一）选择题

A 型题

1. 生物膜是指（　）

    A. 单位膜　　　　　　　　　　B. 蛋白质和脂质二维排列构成的液晶态膜

    C. 包围在细胞外面的一层薄膜　D. 细胞内各种膜的总称

    E. 细胞膜及细胞内膜的总称

2. 细胞膜上的三类主要脂质是（　）

    A. 脂肪、磷脂和胆固醇　　　　B. 脂肪、磷脂和糖脂

    C. 脂肪、胆固醇和糖脂　　　　D. 磷脂、胆固醇和糖脂

    E. 以上都不是

3. 关于磷脂，不正确的描述是（　）

    A. 膜脂以磷脂为主

    B. 膜上的磷脂主要是磷酸甘油酯

    C. 不同类的磷脂性质不同

    D. 磷脂为两性分子，每个分子都由疏水的极性头和亲水的脂肪酸链所组成

    E. 磷脂分子的不同结构与膜的流动性有关

4. 细胞膜的脂质双分子层是（　）

    A. 细胞内容物和细胞环境间的屏障　B. 细胞接受外界和其他细胞影响的门户

    C. 离子进出细胞的通道　　　　　　D. 受体的主要成分

    E. 抗原物质

5. 关于膜蛋白不正确的描述是（　）

    A. 膜蛋白可分为周围蛋白和镶嵌蛋白

    B. 周围蛋白与膜脂的极性头结合而不伸入脂双层

    C. 镶嵌蛋白有的插入脂双层，有的贯穿整个脂双层

    D. 膜蛋白都是水溶性的　E. 膜蛋白分布的不对称是绝对的

6. 关于细胞膜上糖类的不正确的叙述是（　）

    A. 细胞膜中糖类的含量约占细胞膜重量的 2%～10%

    B. 主要以糖蛋白和糖脂的形式存在

    C. 糖蛋白和糖脂上的低聚糖侧链从生物膜的胞质面伸出

    D. 糖蛋白中的糖类部分对蛋白质及膜的性质影响很大

    E. 与细胞免疫、细胞识别及细胞癌变有密切关系

7. 下面关于细胞膜结构和功能的叙述，哪项是错误的 （　　）

A. 细胞膜的厚度约为 8nm 左右

B. 细胞膜是具有特殊结构和功能的半透膜

C. 细胞膜是细胞接受外界或其他细胞影响的门户

D. 细胞膜的结构是以膜脂双分子层为基架，镶嵌有不同生理功能的蛋白质

E. 水溶性物质一般能自由通过细胞膜，而脂溶性物质则不能

8. 膜脂的运动不包括 （　　）

A. 侧向扩散　　　　　　　　　B. 旋转运动

C. 翻转运动　　　　　　　　　D. 弯曲和旋转异构运动

E. 变性运动

9. 能防止细胞膜流动性突然降低的脂类是 （　　）

A. 磷脂肌醇　　　　　　　　　B. 磷脂酰胆碱

C. 胆固醇　　　　　　　　　　D. 磷脂酰丝氨酸

E. 鞘磷脂

10. 红细胞上葡萄糖载体运输葡萄糖是通过 （　　）

A. 载体蛋白在脂双层中扩散　　B. 载体蛋白在脂双层中翻转

C. 载体蛋白发生可逆的构象改变　D. 载体蛋白形成通道

E. 载体蛋白与磷脂分子的相互作用

11. 主动运输与内吞作用的共同点是 （　　）

A. 转运大分子物质　　　　　　B. 逆浓度梯度运送

C. 需载体帮助　　　　　　　　D. 有细胞膜形态和结构的改变

E. 消耗代谢能

12. 在一般生理情况下，每分解一分子 ATP，钠钾泵转运可使 （　　）

A. 2 个 Na^+ 移出膜外

B. 2 个 K^+ 移入膜内

C. 2 个 Na^+ 移出膜外，同时有 2 个 K^+ 移入膜内

D. 3 个 Na^+ 移出膜外，同时有 2 个 K^+ 移入膜内

E. 2 个 Na^+ 移出膜外，同时有 3 个 K^+ 移入膜内

13. 关于钙泵，下列哪些叙述有误 （　　）

A. 钙泵可维持细胞内外的钙离子梯度

B. 钙泵的本质是 ATP 酶

C. 钙泵可将肌浆网中的 Ca^{2+} 离子泵入胞质中

D. 钙泵能主动地将 Ca^{2+} 转运到细胞外

E. 钙泵的化学本质是膜蛋白

14. 关于离子通道受体，下列哪项叙述是错误的 （　　）

A. 是由单条肽链一次膜糖蛋白构成，其胞质区含有酪氨酸

B. 受体的亚基具有装配成筒状寡聚体结构，形成跨膜通道

C. 本身是一种离子通道或与离子通道相偶联

D. 离子通道的"开"或"关"受细胞外配体的调节

E. 常见的离子通道受体有 N－乙酰胆碱受体和 γ－氨基丁酸受体等

15. 以简单扩散形式通过细胞膜的物质是（　　）

    A. 尿素　　　　　　　　B. 葡萄糖

    C. 氨基酸　　　　　　　D. 核苷酸

    E. 甘露糖

16. 受体介导的内吞作用过程不包括（　　）

    A. 某种配体为细胞膜上的相应受体所"辨认"形成配体－受体复合物

    B. 配体－受体复合物向有被小窝集中

    C. 其他种类的配体－受体复合物相继在同一有被小窝集中

    D. 吞食泡的形成

    E. 吞食泡融入胞内体，实现受体与膜的再循环

17. 通过结构性分泌途径排出细胞的物质是（　　）

    A. 分泌蛋白　　　　　　B. 分泌激素

    C. 消化酶　　　　　　　D. 神经递质

    E. 多糖

18. 细胞摄入微生物或细胞碎片进行消化的过程称为（　　）

    A. 吞噬作用　　　　　　B. 异噬作用

    C. 入胞作用　　　　　　D. 吞饮作用

    E. 受体介导的内吞作用

19. 能封闭上皮细胞间隙的连接方式称为（　　）

    A. 紧密连接　　　　　　B. 黏着连接

    C. 桥粒连接　　　　　　D. 缝隙连接

    E. 锚定连接

20. 关于桥粒连接，下列叙述中哪项是错误的（　　）

    A. 是细胞间一种紧密连接结构，有强的抗张和抗压作用

    B. 在上皮细胞位于黏着带下方，相邻细胞间有 30nm 的间隙

    C. 桥粒区胞质面有盘状致密的黏着斑

    D. 跨膜连接糖蛋白附于胞质斑上

    E. 角蛋白纤维从细胞骨架伸向黏着斑，然后又回折形成袢状结构

B 型题

21~25 题备选答案

    A. 磷脂　　　　　　　　B. 胆固醇

    C. 水　　　　　　　　　D. 蛋白质

    E. 糖类

21. 细胞膜含量最多的化学成分是（　　）

22. 细胞膜结构的基本骨架主要是哪种分子（　　）

23. 在细胞膜中对脂质的流动性具有维持和调节作用的分子是（　　）

24. 膜受体的化学成分是（　　）

25. 参与构成细胞外被的主要化学成分是（　　）

26~29 题备选答案

    A. 共价键   B. 离子键

    C. 氢键   D. 疏水键

    E. 非共价键

26. 脂类分子在水溶液中形成团粒或片层状双层结构，起主要作用的是（　　）

27. 细胞膜中蛋白质与脂类的结合主要通过（　　）

28. 细胞膜中的糖与脂或蛋白质的结合是通过（　　）

29. 膜锚定蛋白与脂类的结合主要通过（　　）

30~34 题备选答案

    A. 膜受体   B. 通道蛋白

    C. 载体蛋白   D. 膜抗体

    E. 膜镶嵌酶

30. 细胞膜上可以与胞外的化学信号结合并引起细胞内特定反应的结构是（　　）

31. 能介导某些大分子进入细胞的结构是（　　）

32. 仅能介导被动转运的结构是（　　）

33. 既能介导主动运输，又能介导被动运输的结构是（　　）

34. 细胞膜上的腺苷酸环化酶是（　　）

35~40 题备选答案

    A. 带状桥粒   B. 半桥粒

    C. 点状桥粒   D. 紧密连接

    E. 缝隙连接

35. 起封闭作用的连接是（　　）

36. 上皮细胞与基质的连接是（　　）

37. 电镜观察为 7 层结构的连接是（　　）

38. 起通讯作用的连接是（　　）

39. 与肌动蛋白纤维相连的锚定连接是（　　）

40. 相邻细胞间纽扣样接触点是（　　）

C 型题

41~48 题备选答案

    A. 膜脂   B. 膜蛋白

    C. 两者都是   D. 两者都不是

41. 能够横向扩散（　　）

42. 能够翻转（　　）

43. 是细胞膜的主要成分（　　）

44. 能够识别结合信号物质（　　）

45. 能结合糖链（　　）

46. 排列成双层（　　）

47. 是兼性分子（　　）

48. 参与物质运输（　　）

49～55 题备选答案

    A. 使流动性升高　　　B. 使流动性降低

    C. 两者都是　　　　　D. 两者都不是

49. 胆固醇（　　）

50. 膜蛋白彼此结合（　　）

51. 脂肪酸链长（　　）

52. 脂肪酸链的键饱和度低（　　）

53. 膜脂与膜蛋白结合（　　）

54. 温度过低（　　）

55. 紧密连接（　　）

56～60 题备选答案

    A. 通道运输　　　　　B. 离子泵

    C. 两者都是　　　　　D. 两者都不是

56. 消耗能量（　　）

57. 离子浓度调节（　　）

58. 膜蛋白协助（　　）

59. 运送蛋白质（　　）

60. 信号调节（　　）

X 型题

61. 生物膜的结构特点是（　　）

    A. 不对称性　　　　　　　B. 选择透过性

    C. 流动性　　　　　　　　D. 自我装配

    E. 同一性

62. 膜磷脂分子包括（　　）

    A. 磷脂酰丝氨酸　　　　　B. 磷脂酰胆碱

    C. 磷脂酰乙醇胺　　　　　D. 磷脂酰肌醇

    E. 脑苷脂

63. 不属于细胞膜的主要成分是（　　）

    A. 糖类　　　　　　　　　B. 脂类

    C. 核酸　　　　　　　　　D. 蛋白质

    E. 无机盐

64. 可增加膜脂流动性的因素是（　　）

    A. 增加脂类分子烃链的长度　　B. 增加脂质轻链的不饱和度

    C. 除去胆固醇　　　　　　　　D. 增加蛋白含量

    E. 温度下降

65. 膜脂分子运动具有的特点是（　　）

    A. 侧向运动　　　　　　　　　B. 翻转运动

    C. 旋转运动　　　　　　　　　D. 弯曲运动

    E. 旋转异构

66. 生物膜的不对称性表现为（　　）

    A. 膜蛋白分布不对称　　　　　B. 膜脂分布不对称

    C. 膜糖类分布不对称　　　　　D. 膜上无机离子分布不对称

    E. 膜上核酸分布不对称

67. 以简单扩散方式通过膜脂双分子层的物质是（　　）

    A. O_2　　　　　　　　　　　　B. H_2

    C. 甘油　　　　　　　　　　　D. 乙醇

    E. 维生素

68. 小肠和肾小管上皮细胞膜摄取葡萄糖的方式是（　　）

    A. 主动运输　　　　　　　　　B. 被动运输

    C. 易化扩散　　　　　　　　　D. 协同运输

    E. 胞吞作用

69. Na^+-K^+泵运输的主要特点是（　　）

    A. 逆电化学梯度对向运输　　　B. 消耗能量 ATP

    C. Na^+出胞　　　　　　　　　D. K^+入胞

    E. 有磷酸化和去磷酸化改变

70. 跨膜通道蛋白转运离子的方式属于（　　）

    A. 主动运输　　　　　　　　　B. 被动运输

    C. 简单运输　　　　　　　　　D. 易化扩散

    E. 膜泡运输

71. 关于细胞膜上的钠钾泵，下列哪些叙述不对（　　）

    A. 钠钾泵具有 ATP 酶活性　　B. 乌本苷可增强钠钾泵的活性

    C. 钠钾泵的本质是蛋白质　　　D. 钠钾泵仅存在于部分动物细胞膜上

    E. 钠钾泵是载体蛋白

72. Na^+-K^+泵运输的主要特点是（　　）

    A. 逆电化学梯度对向运输　　　B. 消耗能量 ATP

    C. 不消耗能量 ATP　　　　　　D. Na^+入胞

    E. K^+出胞

73. 关于有被小窝，下列哪些叙述与实验结果相符（　　）

A. 有被小窝形成囊泡后与细胞膜分离

B. 有被小窝负责细胞外特异性物质向细胞内转运

C. 有被小窝在受体介导胆固醇的内吞过程中起重要作用

D. 有被小窝的外衣中含有特征性的笼蛋白

E. 有被小窝在受体介导葡萄糖的内吞过程中起重要作用

74. 下列哪种物质通过受体介导的胞吞作用进入细胞 （ ）

A. 胰岛素 　　　　　　　　　B. 神经生长因子

C. 低密度脂蛋白 　　　　　　D. 内毒素

E. 都不可以

75. 下列哪些组织细胞不存在细胞连接 （ ）

A. 肌肉组织 　　　　　　　　B. 结缔组织

C. 神经组织 　　　　　　　　D. 血细胞

E. 上皮细胞

76. 有中间纤维参与的连接是 （ ）

A. 带状桥粒 　　　　　　　　B. 半桥粒

C. 点状桥粒 　　　　　　　　D. 紧密连接

E. 缝隙连接

77. 能够通过缝隙连接的物质是 （ ）

A. 矿物质 　　　　　　　　　B. 蛋白质

C. 氨基酸 　　　　　　　　　D. 维生素

E. 多糖

78. 下列哪些可以形成连接复合体 （ ）

A. 带状桥粒 　　　　　　　　B. 半桥粒

C. 点状桥粒 　　　　　　　　D. 缝隙连接

E. 紧密连接

79. 依赖缝隙连接完成的生命活动有 （ ）

A. 神经元间的电突触处冲动传导　 B. 细胞吞噬

C. 心肌收缩 　　　　　　　　D. 细胞分裂

E. 小肠平滑肌蠕动

80. 具有 9×2+2 结构的细胞表面结构有 （ ）

A. 鞭毛 　　　　　　　　　　B. 纤毛

C. 中心体 　　　　　　　　　D. 基体

E. 中间纤维

（二）填空题

1. 细胞膜的化学成分主要有 _____、_____、_____，构成膜主体的化学成分是 _____。

2. 细胞膜中包含 3 种主要的脂类是_____、_____、_____，它们都是_____分子。

3. 脂类分子在构成膜脂双分子层时，其_____头部在_____，而_____尾部在_____。

4. 膜脂分子运动的特点有_____、_____、_____、_____。

5. 膜蛋白可分为_____和_____两类，膜糖类可分为_____和_____两类。

6. 膜糖脂主要有岩藻糖、半乳糖胺、葡萄糖胺、_____、_____、_____、_____、_____、_____等9种。

7. 膜糖蛋白连接的方式有_____和_____两种，前者连接于_____残基，后者连接于_____或苏氨酸残基。

8. 50 年代之后提出的细胞膜分子结构模型有_____、_____、_____、_____。

9. Na^+-K^+ 泵每水解一个_____可将 3 个_____排出细胞外，将 2 个_____摄入细胞内，其抑制剂为_____。

10. Ca^{2+} 泵也是_____酶，可分布于_____、_____及_____。

11. 由转运蛋白所形成的间断开放的通道受_____控制，主要有 3 种调控机制，分别称为_____通道、_____通道和_____通道。

12. 细胞胞吐作用的两种途径是_____和_____；胞吞作用的两种主要类型是_____和_____。

13. 细胞排出大分子物质的过程称为_____，细胞摄入大分子物质的过程称为_____，摄入液体和小溶质分子进行消化的过程称为_____，摄入固态的大分子进行消化的过程称为_____。

14. 低密度脂蛋白进入细胞时，先与_____结合，形成_____，内陷形成_____，脱掉网格蛋白并与其他囊泡融合形成_____。

15. 通过_____，细胞各部分膜性结构之间可以相互联系和转移，形成所谓_____。

16. 细胞连接根据其结构和功能划分为_____，_____和_____ 3 种类型，其中_____有细胞骨架纤维参与的属于_____连接。

17. 缝隙连接的功能主要有_____和_____。

18. 半桥粒处细胞基底细胞膜中的整合蛋白将_____与_____相连。

19. 点状桥粒连接中，胞质内的中间纤维附着于_____，并沿着细胞表面伸向胞质，它的作用是_____和_____。

20. _____散在分布于相邻细胞间，是动物细胞间最普遍存在的一种细胞连接。其基本结构单位是_____。

（三）名词解释

1. 细胞膜

2. 生物膜

3. 流动镶嵌模型

4. 载体蛋白

5. 通道蛋白

6. 离子泵

7. 主动运输

8. 被动运输

9. 膜泡运输

10. 内吞作用

11. 胞饮作用

12. 吞噬作用

13. 受体介导的入胞作用

14. 出胞作用

15. 细胞连接

（四）问答题

1. 生物膜主要由哪些分子组成？这些分子在膜结构中各有什么作用？

2. 比较说明单位膜模型及液态镶嵌模型有何不同特点？并给予评价。

3. 试述细胞膜的基本特性及其影响因素。

4. 比较主动运输与被动运输的特点及生物学意义。

5. 什么是闸门通道？说明神经肌肉接头在神经冲动传导时各"闸门"通道顺次开闭过程的特点及其作用。

6. 试以 Na^+-K^+ 泵为例说明细胞膜的主动运输过程。

7. 以肝细胞摄取 LDL 为例，说明受体介导的胞吞作用及有被小窝和有被小泡的形成在胞吞过程中的作用。

8. 什么是紧密连接？有何作用？

9. 缝隙连接的结构如何？有什么作用？

二、答案与题解

（一）选择题

A 型题

1. E	2. D	3. D	4. A	5. D
6. C	7. E	8. E	9. C	10. C
11. E	12. D	13. C	14. A	15. A
16. C	17. A	18. A	19. A	20. A

B 型题

21. A	22. A	23. B	24. D	25. E

26. D	27. E	28. A	29. A	30. A
31. A	32. B	33. C	34. E	35. D
36. B	37. E	38. E	39. A	·40. C

C 型题

41. C	42. A	43. C	44. B	45. A
46. A	47. C	48. B	49. C	50. B
51. A	52. A	53. B	54. B	55. B
56. B	57. C	58. C	59. D	60. A

X 型题

61. AC	62. ABCD	63. CE	64. BC	65. ABCDE
66. ABC	67. ABCD	68. AD	69. ABCDE	70. BD
71. BD	72. AB	73. ABCD	74. ABCD	75. BD
76. BC	77. ACD	78. ACE	79. AE	80. AB

（二）填空题

1. 脂类；蛋白质；糖类；脂类和蛋白质

2. 磷脂；胆固醇；糖脂；兼性分子

3. 亲水；外面；疏水；中间

4. 侧向运动；翻转运动；旋转运动；弯曲运动

5. 膜内在蛋白；膜外在蛋白；糖蛋白；糖脂

6. 半乳糖；甘露糖；葡萄糖；唾液酸；阿拉伯糖；木糖

7. N－连接；O－连接；天冬酰氨；丝氨酸

8. 单位膜模型；液态镶嵌模型；晶格镶嵌模型；板块镶嵌模型

9. ATP；Na^+；K^+；乌本苷

10. ATP；细胞膜；滑面内质网；肌浆网

11. 闸门；配体闸门；电压闸门；离子闸门

12. 结构性分泌途径；调节性分泌途径；胞饮作用；吞噬作用

13. 胞吐作用；胞吞作用；胞饮作用；吞噬作用

14. 受体；有被小窝；有被小泡；内体

15. 膜泡运输；膜流

16. 封闭连接；锚定连接；通讯连接；桥粒；锚定连接

17. 细胞黏合；细胞通讯

18. 黏着斑；层粘连蛋白

19. 黏着斑，保持细胞形态；一定硬度传递力

20. 缝隙连接；连接小体

（三）名词解释

1. 细胞膜（cell membrane） 又称为质膜。是位于细胞最外层，围绕整个细胞质

的一层薄膜，主要由脂类和蛋白质构成。作为细胞的重要结构，细胞膜具有多方面的功能，它既维持了细胞的形状，又构成了胞内物质与环境隔离的保护性界膜，使细胞具有相对稳定的内环境，同时，细胞膜还在物质转运、能量转换、信息传递等重要生命活动中发挥决定性作用。

2. 生物膜（biomembrane） 构成细胞所有膜性结构的总称。包括细胞膜和细胞内部构成线粒体、内质网、高尔基复合体、溶酶体、核被膜等膜性细胞器的细胞内膜。生物膜具有类似的化学成分和分子结构。

3. 流动镶嵌模型（fluid mosaic model） 在单位膜模型的基础上，辛格（Singer）和尼克尔松（Nicolson）在1972年提出的一个反映生物膜特性的分子结构模型。该模型强调膜的流动性和膜蛋白分布的不对称性，以及蛋白质与脂双层的镶嵌关系。认为膜蛋白和膜脂均可产生侧向运动，膜蛋白有的镶在膜表面，有的则嵌入或横跨脂质双分子层。膜中脂质双层构成了膜的连续主体，它既有固体分子排列的有序性，又有液体的流动性，球形蛋白分子以各种形式与脂质双分子层相结合。该模型可解释膜的多种性质，但不能说明具有流动性的细胞膜在变化过程中如何维持膜的相对完整和稳定性。

4. 载体蛋白（carrier protein） 细胞膜的脂质双分子中分布的一类镶嵌蛋白，其肽链穿越脂双层，属跨膜蛋白。载体蛋白转运物质进出细胞是依赖该蛋白与待转运物质结合后引发空间构象改变而实现的。膜中的载体蛋白依其发挥功能时是否直接消耗能量又可分为两类，一类需消耗 ATP 对物质进行主动运输；而另一类则无需代谢能进行被动运输，所以载体蛋白既能主动运输，又能被动运输。

5. 通道蛋白（channel protein） 细胞膜上的脂质双分子层中存在的一类能形成孔道供某些分子进出细胞的特殊蛋白质（跨膜蛋白）。这种亲水性的蛋白在一定条件下可转变成充满水溶液的通道，适宜的溶质分子便以简单扩散的方式顺浓度梯度进出细胞，故通道蛋白只进行物质的被动运输。在细胞膜上有些通道蛋白是持续开放的，而另一些则受闸门控制呈间断开放。影响闸门开启的因素可分为配体刺激、膜电位变化和离子浓度变化等3类。通道蛋白对特定分子的转运速率高于载体蛋白。

6. 离子泵（ionic pump） 细胞膜中存在的能对某些离子进行主动运输的镶嵌蛋白。它们都具有 ATP 酶的活性，可以通过水解 ATP 获取能量，逆浓度梯度转运某种离子进出细胞。例如能主动运输钠离子与钾离子的钠钾泵（Na^+-K^+泵）；主动运输钙离子的钙泵（Ca^{2+}泵）和主动运输氢离子的氢泵（H^+泵）等。

7. 主动运输（active transport） 又称主动运输，是细胞膜中特定的载体蛋白在消耗能量（由水解 ATP 获取）的条件下逆浓度梯度（即逆电化梯度）转运小分子物质的过程。是细胞膜转运小分子物质的基本形式之一。完成这种转运过程的基本条件有：①细胞膜上具有特定的载体蛋白；②需消耗代谢能。也可以说，主动运输是细胞膜上某些载体蛋白的基本功能，如 Na^+-K^+ 泵就是一种典型的主动运输装置。主动运输可分为离子泵驱动的主动运输（直接的主动运输）和离子梯度驱动的主动运输（间接的主动运输）两种基本类型。

8. 被动运输（passive transport） 又称被动运输，是细胞膜无需消耗代谢能

（ATP）而顺浓度梯度进行的一种物质转运方式，其动力来自于膜内外存在的被转运物质的浓度差所具有的势能。根据所需条件不一，被动运输又可分为简单扩散、易化扩散和通道扩散等。

9. 膜泡运输（vesicular transport） 细胞对大分子及颗粒性物质的跨膜转运方式。包括内吞作用、外吐作用两个不同方向的物质转运过程，这个需要 ATP 供能的运输活动涉及细胞膜或胞内膜的变形、膜性小泡的形成与膜泡融合等过程，被转运的物质包裹在脂双层膜围成的囊泡中，故称膜泡运输。

10. 内吞作用（endocytosis） 也称为入胞作用。是细胞将胞外的大分子或颗粒状物质转运到胞内的方式。当被转运的大分子或颗粒状物质靠近细胞膜并结合于细胞表面后，膜逐渐内陷将其包围，形成吞噬小泡进入细胞内。根据入胞物质的性质及大小，可将内吞作用分成胞饮作用和吞噬作用两种类型。而根据内吞物质是否有专一性，又可将内吞作用分为受体介导的内吞作用和非特性的内吞作用两种情况。

11. 胞饮作用（pinocytosis） 细胞对液体物质或细微颗粒物质的摄入和消化过程。当细胞对这类物质进行转运时，由细胞膜内陷形成一个直径约 $0.1\,\mu m$ 的吞饮小泡，将待转运的物质包裹起来进入细胞质。小泡中含有的被吞物质被细胞降解后利用。大多数真核细胞都能通过胞饮作用摄入和消化所需的液体物质和溶质。

12. 吞噬作用（phagocytosis） 细胞对微生物、衰老死亡细胞及细胞碎片等大颗粒物质的转运入胞作用。其基本过程是被吞噬的物质首先结合于细胞表面，接着细胞膜逐渐内陷并将外来物质包围起来形成吞噬小泡并进入胞内。被吞物质在细胞内消化降解，消化不了的残渣被排出胞外或以残质体的形式留在胞中。吞噬作用只存在于巨噬细胞、单核细胞和多形核白细胞等少数特化细胞中。

13. 受体介导的入胞作用（receptor mediated endocytosis） 需要膜受体参与的吞噬或吞饮作用，是某些大分子物质或颗粒性物质进入细胞的特殊方式，具有较强的特异性。其基本过程是胞外的大分子或颗粒物（配体）先与细胞膜上特殊部位（膜下附有称为衣被的笼形蛋白）的受体结合，然后细胞膜内陷形成有被小窝，进而与细胞膜分离形成由笼形蛋白包被的有被小泡。例如胆固醇与其载体低密度脂蛋白（LDL）结合而成的 LDL 颗粒就是以上述方式进入细胞的。

14. 出胞作用（exoatosis） 又称外排作用或外吐，是与入胞作用相反的过程。细胞内合成的肽类激素、抗体、糖蛋白以及细胞消化作用后形成的残质体等均以此方式排出细胞。其基本过程是要输出的物质先由内膜包被后形成小泡，小泡再移至细胞膜下方，最后，小泡膜与细胞膜发生融合并形成一裂口将内容物排出胞外，小泡膜并入细胞膜上成为其中的一部分。

15. 细胞连接（cell junction） 机体各种组织的细胞彼此按一定的方式相互接触并形成了将相邻细胞连接起来的特殊细胞结构，这些起连接作用的结构或装置就称为细胞连接。组织中存在的细胞连接方式有多种，根据其结构和功能，可分为紧密连接、锚定连接和通讯连接等三大类。

（四）问答题

1. 生物膜主要由哪些分子组成？这些分子在膜结构中各有什么作用？

人体及动物的细胞膜是由多种化学成分构成的特殊结构。组成细胞膜的化学成分主要有脂类、蛋白和糖类。脂类以磷脂和胆固醇为主，有些细胞膜还含有糖脂。作为既有极性头部（亲水）和非极性尾部（疏水）的兼性分子，磷脂在细胞膜中可形成作为膜主体结构脂质双分子层，其亲水的头部朝向细胞内外，与水相触，而疏水的尾部则两两相对位于膜的里面。由于膜脂分子可以进行各种运动，使得整个细胞膜具有流动性。胆固醇是人和动物细胞膜中的重要组分，对维持膜的流动性具有重要作用。总的来说，脂质分子构成了细胞膜的基本骨架。蛋白质是构成细胞膜的另一大类物质，它们在膜中的含量、种类和分布决定着膜的主要功能。在一般细胞膜中蛋白质与脂质的含量各占50%左右。对于膜蛋白，按其在脂质双层中的位置可分为外周蛋白和镶嵌蛋白两类。外周蛋白分布在膜的内外表面，是以 α 螺旋为主的球型蛋白，常以非共价键与膜上其他成分相连，易于用人工方法从膜上分离下来。镶嵌蛋白以不同的程度镶嵌于脂质双分子层中，并以共价键与膜脂相结合，故不易人工分离。有些镶嵌蛋白贯穿分布于脂双分子层成为跨膜蛋白。这些蛋白质在细胞膜中具有极重要的作用，发挥着多方面的功能。它们有些是转运物质进出细胞的载体；有些是能接受化学信号的受体；还有些是催化某种反应的酶等。膜脂与膜蛋白在细胞膜中的分布都是不对称的，糖类是细胞膜中不可缺少的成分，常以低聚糖或多聚糖的形式共价结合于膜蛋白或膜脂分子上，形成糖蛋白或糖脂，但大部分糖分子都结合于膜蛋白、而且暴露于细胞表面的膜蛋白分子上大多都连有糖残基，这样，位于细胞外表面与膜蛋白或膜脂相连的糖链便形成了一种特殊的构造——细胞被或糖萼。细胞膜中的糖分子也具有多方面的功能，与细胞保护、细胞识别、细胞免疫等重要反应有着密切的关系。

2. 比较说明单位膜模型及液态镶嵌模型有何不同特点？并给予评价。

单位膜是细胞膜和胞内膜等生物膜在电镜下均可呈现的三夹板式结构，上下两层为电子密度较高的暗层，而中间为电子密度低的明层。在 20 世纪 50～60 年代，人们将具有两暗一明结构的膜称为单位膜。如今，单位膜仅是能部分反映生物膜结构特点的细胞膜和胞内膜的代名词。流动镶嵌模型是在单位膜模型的基础上，由 Singer 和 Nicolson 在 1972 年提出的一个反映生物膜特性的分子结构模型。该模型强调膜的流动性和膜蛋白分布的不对称性，以及蛋白质与磷脂双层的镶嵌关系。认为膜蛋白和膜脂均可产生侧向运动，膜蛋白有的镶在膜表面，有的则嵌入或横跨脂质双分子层。膜中脂质双层构成了膜的连续主体，它既有固体分子排列的有序性，又有液体的流动性，球形蛋白分子以各种形式与脂质双分子层相结合。该模型可解释膜的多种性质，但不能说明具有流动性的细胞膜在变化过程中如何维持膜的相对完整和稳定性。

3. 试述细胞膜的基本特性及其影响因素。

细胞膜具有特殊的理化性质，它们集中表现在 2 个方面：膜的不对称性和流动性。换句话说，不对称性和流动性是细胞膜最基本的特性。细胞膜的不对称性是由膜脂分布的不对称性和膜蛋白分布的不对称性所决定的。膜脂分布的不对称性表现在：①膜内层和外层所含脂质分子的种类不同；②膜内外磷脂层所带电荷不同；③膜内外层磷脂分子中脂肪酸的饱和度不同；④糖脂均分布在外层脂质中。膜蛋白的不对称性主要表现在①糖蛋白的糖链主要分布在膜的外表面；②膜受体分子均分布在膜外层脂质分子中；③腺苷酸环化酶分布在膜的内表面。所以膜蛋白的分布是绝对不对称的。膜的流动性是由膜内部脂质分子和蛋白质分子的运动性所决定的。膜脂的流动性和膜蛋白的运动性使得细胞膜成为一种动态结构。膜脂分子的运动表现在：①侧向扩散运动；②旋转运动；③摆动运动；④伸缩振荡运动；⑤旋转异构化运动；⑥翻转运动。膜蛋白的分子运动则包括侧向扩散运动和旋转扩散运动等。研究发现，有多种因素可影响膜脂或整个细胞膜的流动性：①胆固醇，这种分子分布于细胞膜的磷脂分子之间，其疏水的甾环区（尾部）与磷脂的脂肪酸链相互作用，可防止脂肪酸链的相互凝集从而维持细胞膜的流动性，防止温度降低时膜流动性的突然降低；同时，胆固醇分子还具有增强细胞膜稳定性的作用；②磷脂分子脂肪酸链的不饱和程度和链长，这两种因素对膜的流动性有显著影响；脂肪酸的不饱和程度越高说明所含双键愈多，而双键处易发生弯曲使磷脂的尾部难以靠近，其结果是磷脂分子的尾部排列较松，从而维持了膜的流动性；脂肪酸链如较长，可使脂质分子尾部相互作用加强，膜的流动性下降；而短链则会减弱相互作用，使膜流动性升高；③卵磷脂与鞘磷脂的比例，这两种磷脂在结构上差别较大，流动性不同；卵磷脂不饱和程度高，链较短，故卵磷脂与鞘磷脂的比值高时膜流动性大；比值下降时膜的流动性随之下降。总之，流动性是细胞膜的一种基本特性，必须保持在适当程度才能保证细胞膜的正常功能。当细胞对其膜的流动性失去自我调节能力时将会发生膜的功能障碍或细胞病变。

4. 比较主动运输与被动运输的特点及生物学意义。

每一个活细胞要维持其正常的生命活动，必须通过细胞膜从外界及时地吸取营养物质，同时要不断地排出其代谢产物。不是所有的物质都能随时任意出入细胞的，因为细胞膜有选择地允许或阻止一些物质通过，这就是膜的选择通透性。一些小分子物质的运输又可利用这一特性进出细胞，从而保证了细胞内环境的恒定。细胞膜对小分子物质的运输可分为被动运输与主动运输两种方式。被动运输是指通过简单扩散、协助扩散实现物质由高浓度向低浓度方向的跨膜转运。其特点为，物质的跨膜转运不需要细胞提供能量。转运动力来自于物质的浓度梯度。被动运输形式分为简单扩散及协助扩散。一些小分子如水，氧气、氮气极易通过简单扩散出入细胞细胞膜。而葡萄糖分子转运出入细胞细胞膜则需要有相应的载体蛋白协助。存在于细胞膜上的各种通道蛋白参与各种离子的转运，即选择性与非选择性离子通道，这些离子通道在神经元与肌细胞冲动传递过程中起重要作用。主动运输是指由载体蛋白介导的物质逆浓度梯度或电化学梯度由浓度低的一侧向浓度高的一侧进行的跨膜转运方式。其特点为，物质的跨膜转运需要细胞提供能量ATP，以及载体蛋白的协助。根据主动运输过程中所需能量来源的不同可分为由ATP直接提供能量和ATP间接提供能量两种形式。钠钾泵即为主动运输，钠钾泵通过消耗细胞所需能量的1/3来维持细胞内外的低钠高钾的离子环境，而神经细胞则需要消耗2/

3 的能量。这种特殊的离子环境对维持细胞内正常的生命活动、对神经冲动的传递以及维持细胞的渗透压和细胞恒定体积都是非常必要的。小肠上皮细胞对于肠腔内的葡萄糖分子的吸收，以及细胞维持胞内酸碱度的恒定都是通过 ATP 间接供能的协同运输方式。

5. 什么是闸门通道？说明神经肌肉接头在神经冲动传导时各"闸门"通道顺次开闭过程的特点及其作用。

一些转运蛋白在细胞膜上所形成的通道蛋白不是持续开放，而是间断开放的，间断开放的通道受闸门控制，这类通道称闸门通道。在神经肌肉接头，沿神经传来的冲动刺激到肌肉收缩的整个反应在不到一秒钟内完成，这至少包括 4 种不同闸门通道的顺次开放与关闭。当神经冲动到达神经终板时，膜去激化，使膜的电压闸门 Ca^{2+} 通道瞬时开放，由于胞外 Ca^{2+} 浓度比胞内高 1000 倍以上，所以 Ca^{2+} 内流进入神经终板内，刺激终板分泌神经递质——乙酰胆碱到突触间隙内，乙酰胆碱与突触后肌膜上的相应受体结合，与其相关的阳离子通道瞬时开放，Na^+ 流入细胞内引起细胞膜局部去极化，去极化使电压闸门 Na^+ 离子通道短暂开放，让更多的 Na^+ 涌入细胞内，使细胞膜进一步去极化，开放更多的电压闸门 Na^+ 离子通道，结果形成一个去极化波（动作电波），扩展到整个肌细胞膜，肌细胞膜广泛去极化引起肌浆网上的离子通道瞬时开放，Ca^{2+} 流入细胞质，细胞质内 Ca^{2+} 突然增加，引起细胞内肌原纤维收缩。

6. 试以 $Na^+ - K^+$ 泵为例说明细胞膜的主动运输过程。

主动运输是细胞膜的一项基本功能，它是利用膜中的载体蛋白在消耗代谢能的条件下将某种物质逆浓度梯度进行的跨膜转运。$Na^+ - K^+$ 泵就是细胞膜中存在的一种能利用 ATP 的能量主动运输钠和钾逆浓度梯度进出细胞的载体蛋白。$Na^+ - K^+$ 泵具有 ATP 酶的活性，能水解 ATP 获取其中的能量，故又称为 $Na^+ - K^+$ ATP 酶，所进行的是由 ATP 直接提供能量的主动运。$Na^+ - K^+$ 泵由 α 和 β2 个亚基组成，均为跨膜蛋白。α 亚基较大，分子量为 120kD，而 β 亚基较小，分子量为 50kD。在 α 亚基的外侧（朝细胞外的一面）具有 2 个 K^+ 的结合位点，内侧（朝细胞内的一面）具有 3 个 Na^+ 的结合位点和一个催化 ATP 水解的位点。其工作程序是：细胞内的 Na^+ 与大亚基上的 Na^+ 位点相结合，同时 ATP 分子被催化水解，使大亚基上的一个天冬氨基酸残基发生磷酸化（即加上一个磷酸基团）。磷酸化过程改变 $Na^+ - K^+$ 泵的空间构象，使 3 个 Na^+ 排出胞外；同时，胞外的 K^+ 与 α 亚基外侧面的相应位点结合，大亚基去磷酸化（将磷酸基团水解下来），使 α 亚基空间结构再次改变（恢复原状），将 2 个 K^+ 输入细胞，到此便完成了 $Na^+ - K^+$ 泵的整个循环。$Na^+ - K^+$ 泵的每次循环消耗一个 ATP 分子，转运 3 个 Na^+ 出胞和 2 个 K^+ 入胞。

7. 以肝细胞摄取 LDL 为例，说明受体介导的胞吞作用及有被小窝和有被小泡的形成在胞吞过程中的作用。

当肝细胞需要利用胆固醇合成生物膜时，这些细胞就合成 LDL 受体，并把它们嵌入到细胞膜上，LDL 受体在细胞膜中是分散的，当 LDL 与 LDL 受体相遇，LDL 受体会向 LDL 位置集中，两者结合后，细胞膜向内凹陷形成有被小窝。有被小窝形成过程中，LDL 受体即集中于有被小窝内，它在形成后不断内陷，1 分钟后即陷入细胞内，与细胞膜脱离形成有被小泡，这样与受体结合的 LDL 颗粒很快被摄入细胞。有被小泡不久就脱掉网格蛋白被膜，并与其他囊泡融合形成内体。在内体内 LDL 颗粒与受体分离，受体随转移囊泡返回细胞膜，完成再循环，LDL 颗粒被溶酶体酶降解，释放出游离胆固醇可用于合成新的生物膜。如胞内游离胆固醇积聚过多，细胞就停止 LDL 受体蛋白的合成，因而细胞摄入的 LDL 颗粒减少，这是一个反馈调节作用。

8. 什么是紧密连接？有何作用？

紧密连接是一种封闭连接，广泛分布于各种上皮细胞管腔面细胞间隙的顶端，在紧密连接处相邻细胞膜点状融合，形成一条封闭带，它是跨膜连接糖蛋白组成的对合的封闭链。紧密连接的主要功能是封闭上皮细胞的间隙，形成与外界隔离的封闭带，防止细胞外物质无选择性地通过间隙进入组织或组织中的物质回流入腔中，保证组织内环境的稳定性；同时将细胞两端不同功能的转运蛋白隔开，使其不能自由流动，保证物质转运的方向性。

9. 缝隙连接的结构如何？有什么作用？

缝隙连接散在分布于相邻细胞间，是动物细胞间最普遍存在的一种细胞连接。缝隙连接呈四暗夹三明的 7 层结构：即两个相邻细胞的单位膜间夹 2nm 的细胞间隙。连接为点阵排列的颗粒，是基本结构单位连接小体，两个细胞膜的连接小体相连形成相邻细胞间的通道。小体呈圆柱状由 6 个连接蛋白分子的亚基构成，每个连接蛋白分子跨膜 4 次。连接小体孔道的开放、闭合及孔径大小受到膜电位、pH、Ca^{2+} 浓度等多种因素的影响。缝隙连接的作用主要表现在：①细胞黏着，细胞彼此连接在一起。②细胞通讯，缝隙连接对物质的通透具有选择性，形成细胞间的代谢偶联；同时连接处的电阻抗很低，形成细胞间的电偶联，可以使细胞群的活动同步化。

第五章　细胞外基质

第一节　内容精要

一、大纲要求

1. 掌握细胞外基质的概念和分类，熟悉细胞外基质的功能；
2. 熟悉氨基聚糖和蛋白聚糖的结构特点和功能；
3. 熟悉胶原和弹性蛋白的结构特性及其生物学功能；
4. 掌握纤连蛋白及层粘连蛋白的结构特点和生物学功能。

二、重点及难点提示

重点
1. 细胞外基质的概念和分类。
2. 纤连蛋白及层粘连蛋白的结构特点和生物学功能。

难点
细胞外基质的结构与功能。

三、重点名词解释

1. 细胞外基质（extracelluar matrix，ECM）　　分布于细胞外空间，由细胞分泌的多糖和蛋白质所构成的精密而有序的网络结构，主要包括氨基聚糖、蛋白聚糖、胶原、弹性蛋白、纤连蛋白和层粘连蛋白等。其功能有：构成支持细胞的框架，赋予组织抗张和抗压的弹性能力；对细胞形态、生长、分裂、分化和凋亡起重要的调控作用；另外还具有信号转导功能。

2. 氨基聚糖（glycosaminoglycan，GAG）　　由重复的二糖单位聚合成的无分支直链多糖，其二糖单位之一是氨基己糖（氨基葡萄糖或氨基半乳糖）；另一个是糖醛酸。

3. 蛋白聚糖（proteoglycan，PG）　　是由氨基聚糖与核心蛋白的丝氨酸残基共价连接形成的大分子，其含糖量可达95％以上。一个核心蛋白上可连接数百个不同的氨基聚糖形成蛋白聚糖单体，若干个单体借连接蛋白以非共价键与透明质酸结合成蛋白聚糖多聚体。蛋白聚糖见于结缔组织和细胞外基质及许多细胞表面。

4. 胶原（collagen）　　胶原是哺乳动物体内含量最丰富的蛋白质，约占人体蛋白质总量的 30%。按其结构可大致分为若干组：即形成长的原纤维并具有 67 nm 间隔横纹的胶原、基膜胶原、形成网络的胶原、跨膜胶原及其他尚未了解的胶原。

5. 弹性蛋白（elastin） 是一种高度疏水性蛋白质，其分子中含有高比例的疏水性氨基酸残基，彼此之间相互连接，形成网状结构，富有弹性和韧性。

6. 层粘连蛋白（laminin，LN） 是细胞外基质中一种重要的纤维蛋白，由一条重链和两条轻链构成，分子呈不对称的十字形，含有一条长臂和三条短臂。主要存在于基膜的透明层，紧靠细胞基底的表面，是胚胎发育中出现最早的细胞外基质成分，在胚胎发育及组织分化中具有重要作用。

四、重点难点解析

细胞外基质（extracelluar matrix，ECM）：位于组织中，由细胞合成并分泌至细胞外的成分，包括纤维性成分（胶原蛋白、弹性蛋白）、连接蛋白（纤连蛋白、层粘连蛋白）和空间充填分子（主要为氨基聚糖）等，对细胞增殖和分化发挥重要的调控作用，与细胞共同构成组织和器官。

1. 氨基聚糖和蛋白聚糖

（1）氨基聚糖 由重复的二糖单位聚合而成的直链多糖。二糖单位，即氨基己糖、糖醛酸。可分为透明质酸（HA）、硫酸软骨素（CS）、硫酸皮肤素（DS）、硫酸乙酰肝素（HS）、肝素和硫酸角质素（KS）。

（2）透明质酸 呈无规则卷曲状，结构简单，不发生硫酸化，含有大量亲水基团及负电荷。赋予组织弹性、抗压性，促进细胞迁移、增殖。

（3）蛋白聚糖 氨基聚糖（HA 除外）与核心蛋白共价结合成的糖蛋白。其装配过程首先由一个核心蛋白连接若干个氨基聚糖（GAG）链形成蛋白聚糖单体，再由若干个单体借连接蛋白以非共价键与透明质酸结合成蛋白聚糖多聚体。易硫酸化、异构化修饰。具有高多态性、高分子量和高含糖量。

（4）氨基聚糖和蛋白聚糖主要功能

①使组织具有弹性和抗压性；

②对物质转运具有选择渗透性（分子筛）；

③角膜蛋白聚糖具有透光性；

④氨基聚糖具有抗凝血作用；

⑤细胞表面的蛋白聚糖有信号转导作用。

2. 胶原与弹性蛋白

（1）胶原（collagen） 是哺乳动物体内含量最丰富的蛋白质，约占人体蛋白质总量的 30%。其来源于成纤维细胞、软骨细胞、成骨细胞、软骨细胞和上皮细胞等。目前发现胶原至少有 19 种，分别由不同的结构基因编码。其分布具有组织特异性：Ⅰ、Ⅲ型——皮肤、血管壁等，Ⅱ型——软骨等，Ⅳ型——基底膜等。

结构：三条 α 多肽链组成的三股螺旋结构，富含 Gly（甘）、Pro（脯）和 Lys（赖）。三肽重复序列：Gly－X－Y。X 为 Pro（脯氨酸），Y 为 Hypro（羟脯氨酸）/

Hylys（羟赖氨酸）。

功能：构成胞外基质的骨架结构；具有抗拉力的作用；刺激细胞增殖，诱导细胞分化。

（2）弹性蛋白（elastin）　是弹性纤维的主要成分，以随机方式排列的弹性蛋白之间彼此连接，形成网状结构，存在于许多类型的组织中。

结构：高度疏水的非糖基化纤维蛋白；富含 Gly、Pro；很少羟化，无糖基化修饰；不含 Gly－X－Y 重复序列；呈无规则卷曲状。

功能：构成弹性纤维网络的主要成分；赋予组织弹性。

3. 连接蛋白

（1）纤连蛋白（fibronectin，FN）　是发现最早的细胞外基质的连接蛋白，分布广泛。血浆 FN，可溶，在血浆中；细胞 FN，不溶，分布于细胞外基质中及细胞表面。

结构：由两个亚基形成二聚体。血浆 FN：两条多肽链由二硫键交联成二聚体；细胞 FN：二聚体交联形成多聚体，均含有多种大分子结合位点。

功能：介导细胞与 ECM 的黏着；促进细胞迁移；促进创面修复和血液凝固。

（2）层粘连蛋白（laminin，LN）　是细胞外基质中一种重要的纤维蛋白，存在于各种基膜中，是胚胎发育中出现最早的细胞外基质成分，并存在于早期胚胎细胞及某些肿瘤细胞之间。

结构：三条多肽链由二硫键交联构成异构三聚体；含有多种大分子结合位点；含有 RGD 序列。

功能：构成基膜（basement membrane，BM）；介导上皮细胞黏着于基膜；影响细胞黏附、迁移、分化、增殖等。

第二节　习题与答案

一、习题

（一）选择题

A 型题

1. 细胞外基质中含量最高，刚性及抗张力强度最大的成分是（　）
   A. 胶原　　　　B. 蛋白聚糖　　　　C. 纤连蛋白　　　　D. 层粘连蛋白
2. 层粘连蛋白是各种基膜的主要成分之一，其分布通常是紧靠细胞的（　）
   A. 顶面　　　　B. 侧面　　　　C. 基底面　　　　D. 整个外表面
3. 弹性蛋白和胶原富含的氨基酸是（　）
   A. 赖氨酸　　　　B. 羟赖氨酸　　　　C. 羟脯氨酸　　　　D. 甘氨酸及脯氨酸
4. 下列组织中细胞外基质含量最高的是（　）
   A. 脑　　　　B. 骨骼和皮肤　　　　C. 肝　　　　D. 脊髓

5. 有关纤连蛋白，下列说法正确的是（　　）

    A. 纤连蛋白广泛存在于各种动物体内

    B. 纤连蛋白只能以可溶形式存在于血浆及各种体液中

    C. 纤连蛋白只能以不可溶形式存在于细胞外基质及细胞表面

    D. 不同组织来源的纤连蛋白其亚单位结构完全相同

6. 在创伤组织修复时，细胞分泌大量（　　）

    A. 蛋白聚糖　　　B. 透明质酸　　　C. 胶原　　　D. 层粘连蛋白

7. 动物体内含量最多的蛋白是（　　）

    A. 弹性蛋白　　　B. 层粘连蛋白　　C. 胶原　　　D. 纤连蛋白

8. 关于弹性蛋白，说法错误的是（　　）

    A. 为高度疏水性蛋白质　　　　　　B. 以随机方式排列，形成网状结构

    C. 不含羟赖氨酸　　　　　　　　　D. 具有糖基化修饰

9. 在一个蛋白肽上加 RGD 序列可能会对培养细胞与一个覆盖了纤连蛋白的培养基之间的结合产生何种影响（　　）

    A. 提高　　　　B. 抑制　　　　C. 没有影响　　D. 以上都不对

10. 细胞外基质中，哪种成分可限制组织伸展，防止组织撕裂（　　）

    A. 胶原与弹性蛋白　　　　　　　　B. 纤连蛋白与弹性蛋白

    C. 层粘连蛋白与弹性蛋白　　　　　D. 蛋白聚糖与弹性蛋白

11. 下列哪种物质不能与蛋白质共价结合形成蛋白聚糖（　　）

    A. 硫酸角质素　B. 硫酸皮肤素　C. 硫酸软骨素　D. 透明质酸

12. 在不同动物的皮肤中弹性蛋白占其干重的（　　）

    A. 2%～65%　　B. 3%～80%　　C. 2%～70%　　D. 3%～75%

13. 细菌的胶原酶不能降解的胶原类型是（　　）

    A. Ⅰ型胶原　　B. Ⅱ型胶原　　C. Ⅲ型胶原　　D. Ⅳ型胶原

14. 以下选项中，不属于细胞外基质纤维蛋白的是（　　）

    A. 层粘连蛋白　B. 透明质酸蛋白　C. 弹性蛋白　　D. 胶原

B 型题

15～17 题备选答案

    A. 胶原纤维　　　　B. 弹性纤维

    C. 糖蛋白　　　　　D. 蛋白聚糖

    E. 纤连蛋白

15. 赋予组织弹性的成分（　　）

16. 细胞外基质的骨架结构（　　）

17. 允许水溶性分子在其间通过和细胞在其间迁移（　　）

18～20 题备选答案

    A. 氨基酸　　　　　B. 多肽链

    C. 原胶原　　　　　D. 胶原原纤维

E. 胶原纤维

18. 构成胶原纤维的是（　）

19. 构成胶原原纤维的是（　）

20. 构成原胶原的是（　）

C 型题

21～22 题备选答案

A. 糖基转移酶　　B. 胶原酶

C. 纤溶酶　　　　D. 激肽释放酶

21. 胶原合成需要（　）

22. 胶原降解需要（　）

23～24 题备选答案

A. C-4 硫酸化　　B. C-6 硫酸化

C. 两者都有　　　D. 两者都没有

23. 硫酸软骨素有（　）

24. 硫酸皮肤素有（　）

X 型题

25. 下列细胞中能够产生胶原的细胞有哪些（　）

A. 成软骨细胞　　　B. 成骨细胞

C. 成牙质细胞　　　D. 肌原细胞

E. 内皮细胞

26. 在超微结构上，具有横带的胶原类型是（　）

A. Ⅰ 型　　　　　B. Ⅱ 型

C. Ⅲ 型　　　　　D. Ⅳ 型

E. Ⅴ 型

27. 关于纤连蛋白，说法正确的是（　）

A. 与细胞的黏附和迁移有关　　B. 与心血管系统的正常发育有关

C. 与结缔组织的衰老有关　　　D. 与肿瘤转移有关

E. 以上都是

28. 关于层粘连蛋白的结构，说法正确的是（　）

A. 由一条重链及两条轻链构成　　B. 呈不对称的"十"字形结构

C. 呈"V"字形结构　　　　　　D. 有三条短臂和一条长臂

E. 以上各项都不对

29. 下列细胞中哪些能够产生纤连蛋白（　）

A. 成纤维细胞　　　　　B. 成软骨细胞

C. 血管内皮细胞　　　　D. 巨噬细胞

E. 以上都不是

30. 细胞外基质对于细胞功能的影响主要体现在（　）

A. 影响细胞的黏附过程　　B. 影响细胞的迁移过程

C. 影响细胞的增殖过程　　D. 影响细胞的分化过程

E. 影响细胞的基因表达

（二）填空题

1. 细胞外基质的基本成分主要有_____、_____、_____、_____、_____。

2. 细胞外基质的纤维状蛋白包括_____、_____、_____、_____等。

3. 蛋白聚糖是由_____和核心蛋白的_____残基共价连接形成的巨分子。

4. 蛋白聚糖是一种含糖量极高的糖蛋白，由_____与_____共价结合而成。

5. 层粘连蛋白主要存在于基膜的_____，通常紧靠细胞的_____。

6. 细胞外基质在细胞中合成，然后分泌到细胞外，为细胞的_____提供适宜的场所，为组织、器官乃至整个机体的完整性提供_____和_____。

7. 氨基聚糖是由重复的_____聚合成的无分支_____。

8. 蛋白聚糖多聚体由若干个蛋白聚糖单体以_____与_____相结合构成。

9. 细胞外基质中的多糖分为_____和_____。

10. 细胞外基质中的多糖具有独特的物理性质，即_____、_____、_____、_____、_____。

11. 原胶原是由_____条多肽链盘绕形成的_____结构。每一条多肽链中大约包含_____个氨基酸残基。

12. 胶原有多种不同的类型，其中最主要的是_____、_____、_____、_____型胶原。

13. 胶原肽链的氨基酸组成及排列独特：含甘氨酸约_____，脯氨酸及羟脯氨酸各约_____，羟赖氨酸约_____。

14. Ⅳ型胶原主要分布于_____，Ⅱ型胶原主要分布于_____和_____。

15. 弹性蛋白中，含量丰富的氨基酸是_____和_____，不具有的氨基酸是_____。

（三）名词解释

1. 细胞外基质

2. 胶原

3. 层粘连蛋白

4. 氨基聚糖

5. 弹性蛋白

6. 蛋白聚糖

（四）问答题

1. 细胞外基质在生物体内有哪些存在形式？

2. 判断一种物质是否为细胞外基质的标准是什么？

3. 细胞外基质有何主要功能？

4. 细胞外基质是如何构成的？

5. 纤连蛋白的类型及其特点如何？

6. 细胞外基质的物理学功能如何体现？

7. 如何理解细胞外基质影响细胞的黏附过程？

8. 已知胶原的型号和组织分布？

二、答案与题解

（一）选择题

A 型题

1. A	2. C	3. D	4. B	5. A
6. B	7. C	8. D	9. B	10. A
11. D	12. C	13. D	14. B	

B 型题

15. B	16. A	17. D	18. D	19. C
20. B				

C 型题

21. A	22. B	23. C	24. A

X 型题

25. ABCDE	26. ABCE	27. ABCDE	28. ABD
29. ABCD	30. ABCDE		

（二）填空题

1. 胶原蛋白；弹性蛋白；氨基聚糖和蛋白聚糖；层粘连蛋白；纤连蛋白

2. 胶原蛋白；弹性蛋白；纤连蛋白；层粘连蛋白

3. 氨基聚糖；丝氨酸

4. 氨基聚糖；蛋白质

5. 透明层；基底面

6. 生存及活动；力学支持；物理强度

7. 二糖单位；直链多糖

8. 非共价键；透明质酸

9. 氨基聚糖；蛋白聚糖

10. 高度亲水性；酸性；抗压性；黏弹性；润滑性

11. 三、三股螺旋、100

12. Ⅰ；Ⅱ；Ⅲ；Ⅳ

13. 1/3；1/10；1%
14. 基底膜；软骨；玻璃体
15. 甘氨酸；脯氨酸；羟赖氨酸

（三）名词解释

1. 细胞外基质　细胞外基质指位于细胞外空间，由细胞分泌的多糖和蛋白质所构成的精密而有序的网络结构，主要包括氨基聚糖、蛋白聚糖、胶原、弹性蛋白、纤连蛋白和层粘连蛋白等，可为组织、器官甚至整个机体的完整性提供力学支持和物理强度。

2. 胶原　胶原是哺乳动物体内含量最丰富的蛋白质，约占人体蛋白质总量的30%。按其结构可大致分为若干组：即形成长的原纤维并具有67nm间隔横纹的胶原、基膜胶原、形成网络的胶原、跨膜胶原及其他尚未了解的胶原。

3. 层粘连蛋白　层粘连蛋白是细胞外基质中一种重要的纤维蛋白，由一条重链和两条轻链构成，分子呈不对称的十字形，含有一条长臂和三条短臂。主要存在于基膜的透明层，紧靠细胞基底的表面，是胚胎发育中出现最早的细胞外基质成分，在胚胎发育及组织分化中具有重要作用。

4. 氨基聚糖　氨基聚糖是由重复的二糖单位构成的长链多糖，其二糖单位之一是氨基己糖（氨基葡萄糖或氨基半乳糖），另一个是糖醛酸。

5. 弹性蛋白　弹性蛋白是一种高度疏水性蛋白质，其分子中含有高比例的疏水性氨基酸残基，彼此之间相互连接，形成网状结构，富有弹性和韧性。

6. 蛋白聚糖　蛋白聚糖是由氨基聚糖与核心蛋白的丝氨酸残基共价连接形成的大分子，其含糖量可达95%以上。一个核心蛋白上可连接数百个不同的氨基聚糖形成蛋白聚糖单体，若干个单体借连接蛋白以非共价键与透明质酸结合成蛋白聚糖多聚体。蛋白聚糖见于结缔组织和细胞外基质及许多细胞表面。

（四）问答题

1. 细胞外基质在生物体内有哪些存在形式？

细胞外基质在各种组织中的含量不同，在骨骼和皮肤中它占主要部分，而在脑、肝及脊髓中却很少。其存在形式多样，有的细胞外基质很硬（如骨、牙的钙化基质），有的则软而透明（如角膜的透明基膜），有的似绳索（如肌腱），有的如节片（如上皮和结缔组织之间的基膜）。

2. 判断一种物质是否为细胞外基质的标准是什么？

细胞外基质成分必须是基质结构中的一种成分并起一定的结构作用。同时，必须是作为一种完整的蛋白质分子在细胞中合成，然后分泌到细胞外。

3. 细胞外基质有何主要功能？

细胞外基质可以调节细胞和组织多方面生理活动，诸如细胞迁移、生长、分化，并且决定胚胎期组织和器官三维组织结构的形成。而且对所作用的细胞的基因表达方式有极其深远的影响，有时甚至具有决定性作用。此外，细胞外基质还与许多病理过程有关，例如肿瘤转移、脏器纤维化、老年病、胶原病、心血管病、骨关节病及糖尿病等。

4. 细胞外基质是如何构成的？

细胞外基质主要由多糖和纤维蛋白构成。前者分为氨基聚糖和蛋白聚糖；后者分为胶原、弹性蛋白、纤连蛋白和层粘连蛋白等。其中氨基聚糖和蛋白聚糖起通透筛作用，胶原和弹性蛋白起结构作用，纤连蛋白和层粘连蛋白起黏合作用。

5. 纤连蛋白的类型及其特点如何？

纤连蛋白可分为血浆纤连蛋白、细胞表面纤连蛋白和基质纤连蛋白。其中血浆纤连蛋白为可溶性的二聚体，由两条肽链末端形成二硫键交联组成，整个分子呈"V"形；细胞表面纤连蛋白为附着在细胞表面的不溶性寡聚体，在细胞表面呈纤维状，与细胞内肌动蛋白丝的走行一致，二者在组装上相互制约；基质纤连蛋白存在于细胞外基质中，为高度难溶的纤维形多聚体。

6. 细胞外基质的物理学功能如何体现？

细胞外基质是构成骨、软骨、韧带、皮肤、头发、各种器官包膜以及各种实质器官的基底膜的主要成分。细胞外基质能维持机体的结构完整性，为机体提供支架结构，维持各种器官的形态等。如肺中有纤连蛋白以及层粘连蛋白等组成的基底膜结构，是肺上皮细胞与内皮细胞附着的支架结构，便于气体交换。同时，其中的弹性纤维又赋予肺组织高度弹性，使其随呼吸的变化而收缩与舒张，完成呼吸过程。皮肤及实质脏器周围由细胞外基质组成的屏障结构，可防止在突然外力的冲击下发生损伤。

7. 如何理解细胞外基质影响细胞的黏附过程？

细胞外基质直接影响细胞的黏附，是因为细胞外基质蛋白分子结构中具有细胞结合的位点，即细胞黏附位点。细胞黏附位点与细胞膜上的相应的受体结合，这是细胞外基质与细胞之间进行结合的一般方式。细胞与细胞外基质之间的结合是主动的、特异性的过程。细胞与细胞外基质之间的结合，不仅仅为细胞的附着提供一个物理位点，而且还触发跨膜信号转导，对于细胞的基因表达及细胞表型和功能产生显著的影响。

8. 已知胶原的型号和组织分布？

已知胶原的型号和组织分布如下：

胶原型号	组织分布
Ⅰ	骨、角膜皮肤和肌腱
Ⅱ	软骨、玻璃体
Ⅲ	皮肤、动脉、子宫、胃肠道
Ⅳ	基底膜
Ⅴ	胎盘、骨和皮肤
Ⅵ	子宫、皮肤、角膜、软骨
Ⅶ	羊膜、皮肤、食管

胶原型号	组织分布
Ⅷ	地塞麦氏膜内细胞
Ⅸ	软骨、玻璃体
Ⅹ	沉钙软骨
Ⅺ	软骨、椎间盘
Ⅻ	皮肤、肌腱、表皮
ⅩⅢ	内皮细胞、表皮
ⅩⅣ	皮肤、肌腱、软骨

第六章　细胞核与细胞遗传

第一节　内容精要

一、大纲要求

1. 掌握细胞核、核被膜的超微结构，染色质的化学组成，核小体的结构；

2. 掌握染色质包装的四级结构，熟悉核纤层、核基质的组成，核仁的形成，了解核仁周期；

3. 掌握遗传的中心法则，真核细胞的基因的结构特点和表达特性；

4. 了解真核细胞的基因结构、基因的转录及其加工。熟悉真核细胞基因表达的调控；

5. 了解细胞核与疾病的关系。

二、重点及难点提示

1. 细胞核的超微结构　核被膜，外核膜，内核膜，核间隙，核孔，核纤层。

2. 染色质和染色体　染色质的化学组成及种类；染色质的包装；染色体的形态结构，染色体组与核型。

3. 核仁　核仁的形态结构和化学组成；核仁的功能；核仁周期。

4. DNA 的复制。

三、重点名词解释

1. 核孔复合体（nuclear complex）　核被膜上内、外核膜连接融合形成穿通核被膜的环行孔道，其数目、大小及分布因细胞种类、功能状态及外界温度而异。核孔复合体在核孔内外膜处各有 8 个对称分布的蛋白颗粒——孔环颗粒，每对孔环颗粒之间有边围颗粒，共计 8 对孔环颗粒和 8 个边围颗粒，核孔复合体中央有一个中央颗粒，以上各颗粒间有蛋白质细丝相连，维持核孔复合体稳定，调节物质运输。

2. 单一顺序（unique sequence）　在人类基因组中约占 DNA 的 10%，是单拷贝的单一序列，在一个基因组中只出现一次或很少几次。它们主要构成编码蛋白质或酶的基因，称为结构基因（structure gene）。

3. 中度重复序列（moderately repetitive sequence）　是在人类基因组内散在或成

簇存在，分为 150～300bp 短分散序列和 5000～6000bp 长分散序列两种，拷贝数可高达 9×10^5，占基因组总 DNA 的 25%～40%，大多中度重复序列大多位于异染色质区，无编码功能，是在基因调控中起作用。

4. 高度重复序列（highly repetitive sequence） 是由很短的碱基序列组成，往往在几个到几百个（一般不大于 200bp）碱基之间，因此又称简单序列 DNA（simple sequence DNA），重复频率很高，可以达 10^6 以上，占基因组的 10%～30%

5. 端粒（telomere）顺序 端粒是染色体 DNA 的两末端的特异序列，是一富含 G 的简单重复序列。进化上高度保守，作用是保证 DNA 复制的完整。

6. 组蛋白（histones） 是真核细胞特有的蛋白质，富含碱性的精氨酸和赖氨酸，带有丰富的正电核，属于碱性蛋白质，因此可以和酸性的 DNA 紧密结合，抑制基因的表达。蛋白分为 5 种，5 种组蛋白可分为核小体核心组蛋白（H_2A、H_2B、H_3、H_4）和连接组蛋白 H_1 两大类。

7. 常染色质（euchromatin） 是间期细胞中位于核的中央、结构较为松散（螺旋化程度低）、染色较浅、功能活跃的染色质。

8. 异染色质（heterochromatin） 是间期细胞中位于核周缘、紧靠核内膜、结构比较紧密（螺旋化程度较高）、染色较深、转录不活跃的染色质。是高度重复 DNA 序列，很少转录，只在 S 期复制。

9. 核小体（nucleosome） 是一种串珠状结构，由核心颗粒和连接线 DNA 两部分组成。即由 200bpDNA 和一个核心组蛋白八聚体（H_2A、H_2B、H_3、H_4 各两分子）及连接组蛋白 H_1 组成，是染色质的基本组成单位。

10. 基因组（genome） 人体每个体细胞内含有两个染色体组，即是二倍体 2n = 46。每个染色体组的 DNA 构成一个基因组。包含该个体的全部信息。每个基因组的 DNA 含有 3.2×10^9 个碱基对（base pair，bp）。广义的基因组包括细胞或生物体的全套遗传物质；在人类包括通常意义上的细胞核染色体基因组和细胞质内的线粒体基因组。

11. 核型（karyotype）与核型图（karyogram） 一种生物所特有的染色体的数目和染色体形态特征叫核型。包括染色体的数目、大小、着丝粒的位置、随体有无、次缢痕的有无和位置等。如果将成对的染色体按形状、大小依顺序排列起来叫核型图。

12. 核骨架（nuclear skeleton） 核基质的组成成分，是纤维状的酸性非组蛋白，核骨架有保持细胞核一定形状之作用；能为细胞核内的化学反应提供空间支架，或直接参与某些重要的核功能活动，如 DNA 复制。

13. 核仁组织区（nucreolar organizing center） 呈浅染区，又称纤维中心。位于核仁中央部位，含有从数条染色体上伸出的 DNA 袢环，上有 rRNA 基因故成为 rDNA。

14. 单一基因（solitary gene） 在人的基因中，25%～50% 的蛋白质基因在单倍体基因组中只有一份，故又称为单一基因。

15. 串联重复基因（tandemly repeated genes） 45S rRNA、5S rRNA、各种 tRNA 基因以及蛋白质家族中的组蛋白基因是呈串联重复排列的，这类基因叫做串联重复基因。

16. 多基因家族（multigene family）　是由一个祖先基因经重复和变异形成的，拷贝之间高度同源又有细微差异，它们编码的蛋白质相似，但其氨基酸顺序不完全相同，是真核生物基因结构中最显著的特征之一。

17. 假基因（pseudogene）　与功能基因结构相似，但是它没有相应的蛋白质产生，所以叫做假基因。这些基因在进化中核苷酸序列发生了缺失、倒位、点突变而形成。

18. 外显子（exon）与内含子（intron）　一个结构基因序列可以含有几段编码序列，称为外显子；两个外显子之间的序列无编码功能称内含子。

19. 编码链（coding strand）与反编码链（anticoding strand）　一个结构基因的 $3'{\rightarrow}5'$ 单链作为 mRNA 合成的模板，称模板链；模板链相对应的 $5'{\rightarrow}3'$ 单链由于与转录产物 mRNA 的序列相同，称为编码链或有义链，而模板链却如同照相的底片，其碱基序列与 mRNA 和编码链都呈互补关系，因此又称为称反编码链称为或反义链（antisense strand）。

20. 核内异质 RNA（hnRNA）　编码序列在被转录时，外显子、内含子和部分侧翼顺序都一同转录出来，这种 RNA 分子称为核内异质 RNA，是 mRNA 的前体。hnRNA 要经过剪接、戴帽、加尾等加工过程才能形成成熟的 mRNA。

21. 顺式作用元件（cis - acting element）　是反式作用因子的结合位点，被反式作用因子所识别的对基因表达有调节活性的 DNA 序列，其决定转录起始位点和调节 RNA 聚合酶 Ⅱ 型活性。顺式作用元件 DNA 序列一般不编码蛋白质，多位于基因侧翼序列或内含子中，只影响与其自身同处在一个 DNA 分子上的基因。顺式作用元件包括启动子（promotor）、增强子（enhancer）、沉默子（silencer）、衰减子（dehancer）和终止子（terminator）等 DNA 序列片段。

22. 反式作用因子（trans - acting factor）　是具有基因调节作用的特异性 DNA 结合蛋白，它们能够和靶基因相邻的 DNA 序列结合，促进或抑制该基因的转录，又称转录因子（transcription factor）。

23. 锌指结构域（zinc finger motif）　是由少数保守的氨基酸的短肽链围绕 Zn^{2+} 离子折叠形成一指状结构而得名。锌指蛋白就是含有锌指结构的蛋白质。是一种反式作用因子，一个蛋白质分子可具有 2~9 个锌指的重复单位，每个单位以其指部嵌入 DNA 双螺旋的深沟内。

四、重点难点解析

细胞核是细胞内最大的细胞器。是细胞生长、代谢、分化、增殖及遗传等一切生命活动的场所。细胞核主要由核酸、蛋白质、酶、脂类、无机盐和水等物质构成。细胞核的大小常用细胞核与细胞质的体积比，即核质比表示。细胞核的形态在不同种类的细胞中差异很大，常与细胞的形状相关。在电镜下可见到细胞核具有核膜、染色质、核仁和核基质等。

1. 核膜（nuclear envelope）

双层膜结构。包括外核膜、内核膜、核间隙或核周隙和核孔。外核膜朝向细胞质，形态与内质网相似，甚至与内质网相连，其表面附着有大量核糖体。内核膜面向核质，其内侧有一层致密的纤维状网架结构称为核纤层，是由纤维状的多肽链组成的网状结构。核纤层朝向核膜一面与镶嵌蛋白相连，朝向核内的与周边染色质相连，稳定核的外形并为染色质提供了支点。核纤层中的蛋白质会因磷酸化而解聚，从而导致核膜解体；到分裂末期，核层的蛋白质又去磷酸化，使核膜重建。核间隙与内质网腔相连通。核孔是由内外核膜局部融合在一起形成的圆环形小孔。有一组蛋白质颗粒按特定的方式排列而成，故称之为核孔复合体（nuclear pore complex），其基本结构包括 8 个对称分布的孔环颗粒、8 个周边颗粒、一个中央颗粒和语义上各颗粒间相连的蛋白质细纤丝，共同维持和空复合体的稳定，调节物质运输。

核膜使真核细胞的核物质有了一个相对稳定和相对独立的环境，这非常有利于细胞机能的完善。核膜的出现使真核细胞的功能出现区域性的分工，以核膜为界，遗传物质的复制、RNA 的转录发生在细胞核中，蛋白质合成则发生在细胞质中，当细胞作为一个整体完成细胞分裂、蛋白质合成等项功能时，核孔对细胞活动所需要成分定向运输起到决定性作用。核孔复合体的功能介导细胞核与细胞质之间的物质运输，在联系核—质之间的物质流、信息流中起十分重要的作用。

2. 染色质（chromatin）和染色体（chromasome）

是同一种遗传物质在细胞不同时期表现出的不同形式。

染色质是间期细胞遗传物质存在的形式。它构成细胞核的主体。染色质是由核酸和蛋白质组成的核蛋白复合体。主要化学成分有 DNA、组蛋白、非组蛋白及少量 RNA。组蛋白是真核细胞特有的蛋白质，是保守的碱性蛋白，可分为：①核心组蛋白（H_2A、H_2B、H_3、H_4）；②连接组蛋白 H_1。组蛋白与染色质高级结构构建、抑制基因的表达有关。非组蛋白是一类酸性蛋白质，含有天门冬氨酸、谷氨酸等酸性氨基酸，带负电荷。非组蛋白有种属和组织特异性。非组蛋白是真核细胞转录活动的调控因子，与基因的选择性表达有关。

根据染色质的结构状态、着色程度和转录活性等情况。常将染色质分为常染色质（euchromatin）和异染色质（heterochromatin）两种类型。

染色质的基本结构是核小体。每个核小体包括核心和连接线部分。每个核小体由 200bp（碱基对）长的 DNA 和 5 种组蛋白构成，其中 140bp 长的 DNA 以 1.75 圈围绕在由 4 种组蛋白构成的八聚体蛋白（H_2A、H_2B、H_3、H_4）表面，组成核小体的核心；另外 60bp 长的 DNA 核小体的连接线，这段 DNA 也称为连接区 DNA 或间隔 DNA，由它来连接相邻的核小体：组蛋白 H_1。结合在连接区 DNA 上，功能与染色质的浓缩有关：核小体紧密连接在一起形成的串珠状结构常被称为染色质的一级结构。一级结构进一步螺旋缠绕形成螺线管，称为染色质的二级结构。螺线管再行螺旋化盘绕形成超螺线管，是染色质的三级结构。超螺线管染色质将进一步折叠盘绕压缩成染色单体，称为四级结构。从 DNA 分子结合组蛋白到卷曲成染色单体的过程中，DNA 分子的长度被压缩了近万倍。

染色体是分裂期遗传物质的存在形式。中期的染色体具有两条姐妹染色单体。姐妹染色单体仅在着丝粒处相连,以着丝粒为界限,可将每条染色体区分为长臂和短臂。两条姐妹染色体相连的向内凹陷的缢痕称为初缢痕(primary constriction)或主缢痕。着丝粒是在初缢痕的中心部分,是属于初缢痕的内部结构。而除主缢痕外,有些染色体的长臂或短臂上还存在某种不着色或缢痕变细的区域,称为次缢痕,它是某些染色体上的一种固定形态特征。次缢痕两端的主要成分是异染色质。位于某些染色体的短臂末端的小球状结构称随体,通过次缢痕与染色体的主体保持联系。端粒是正常染色体游离末端特化的部位,可以防止染色体末端彼此粘连。

不同生物细胞中染色体数目不同,生殖细胞中全套染色体为单倍体,数目为体细胞的一半。单倍体的染色体组包含的基因称为生物体的基因组,包含该种生物的全部信息。一种生物所特有的染色体数目和染色体所特有形态特征叫核型(karyotype),包括染色体的长度、着丝粒位置、随体有无、次缢痕的有无和位置等。

3. 核仁(nucleolus)

核仁是真核细胞间期核中均匀的海绵状球体。核仁的化学成分主要是蛋白质、RNA和少量的 DNA。其中 RNA 占 11%,蛋白质占 80%。核仁分为三个区域:①纤维区,为 rRNA 基因 rDNA 存在部位,人类 rDNA 分布在 13、14、15、21、22 五对染色体上,共同构成区域称核仁组织者(nuclmlar organizer),致密纤维成分,含正在转录的 rRNA 分子;②颗粒成分是成熟的核糖体亚单位的前体颗粒。除此以外,还有异染色质包围在核仁周围,称核仁周围染色质,与伸入到核仁内部的 rRNA 基因(属常染色质)一起被称为核仁相随染色质。

核仁是核糖体 RNA 合成、加工和成熟和核糖体组装的场所。

4. 核基质(nuclear matrix)

为无定形物质,又称核液,主要成分为水、蛋白质和各种酶。是细胞核中染色质、核仁等有形结构存在的环境。近年来研究发现核基质中除液体成分外,还有一种类似于细胞质中细胞骨架的核内结构网架,又称核骨架(nuclear skeleton),由纤维状蛋白组成。核基质主要功能是:①作为 DNA 复制的支撑物;②与基因表达调控有关;③与染色体构建有关。

5. 真核细胞基因结构

真核细胞的基因结构复杂,DNA 含量大。基因的编码序列被不编码序列隔断,称断裂基因(splite gene)。在基因组中存在大量重复序列,有的重复达百万次以上,基因大小也有较大差异。在真核细胞基因组中,来源相同、结构相似、功能相关的基因组成多基因家族(muttigene family),它们由一个祖先基因经过重复和变异形成,是真核生物基因结构的最大特征之一。多基因家族分两类:一类由基因家族成员成簇存在,串联排列在特殊染色体区段,形成基因簇(gene duster),它们同时转录、合成功能相关或相同的产物;另一类是基因家族成员分散,广泛分布于整个染色体或不同的染色体上。有些成员不能转录或转录产物无功能,这类基因叫假基因(pseudogene),假基因和与之序列相似的功能基因可能来自同一祖先基因，在进化中核苷酸序列发生了缺失、倒位、点突变而形成。

真核细胞基因根据功用的不同分为结构基因、45SrRNA基因、5SrRNA基因和tRNA基因。结构基因序列决定组成生物性状的蛋白质或酶分子的结构，每个结构基因的两侧都有一段不被转录的非编码区，称为侧翼序列（flanking sequence），其上有一系列功能区称为调控序列，这些结构包括启动子、增强子和终止子等。对基因的有效表达起着调控作用。基因内部具有编码功能的序列称外显子（exon），无编码功能的序列称内含子（intron），内含子在5′端为GT，3′端为AG，称GT－AG法则，是RNA剪接的识别信号。

6. 真核细胞基因转录

过程分为转录起始、延长和终止。最复杂的是转录后的加工修饰。

mRNA为具有编码蛋白质功能的RNA分子，由转录初始产物——核不均一RNA（heterogenes nuclear RNA，hnRNA），经过加工过程，包括戴帽、加尾和剪接，成为成熟的mRNA被运送至细胞质。

戴帽：mRNA5′端接上一个三磷酸鸟嘌呤，在鸟嘌呤7位N上甲基化形成7－甲基鸟嘌呤三磷酸（m^7G）帽子结构，原来第一个核苷酸的2′氧上也甲基化，其作用是封闭5′端，防止被核酸酶水解，又便于被核糖体小亚基识别。

加尾：在腺苷酸聚合酶作用下，在3′端加上100～200个腺苷酸组成的多聚腺苷酸（poly A）尾巴，作用是防止被水解和便于将其由细胞核运送至细胞质中。

剪接：切除内含子，将外显子拼接。

经上述步骤前体RNA成为成熟mRNA，进入细胞质开始蛋白质的合成。

7. 遗传信息的翻译

翻译是以RNA为模板合成蛋白质的过程。参与翻译的有三种RNA，还有内质网及核糖体、氨基酸、能量供应和各种翻译因子等。

mRNA链上3个相邻的碱基决定一个特定氨基酸，这种三联体被称为密码子。由四个核苷酸共组成64种密码子，其中61个编码氨基酸（AUG又具有起始密码功能）和3个终止密码。

密码子具有：①通用性；②兼并性；③阅读无间隔性。

tRNA转运特定氨基酸参与蛋白质合成。

由rRNA和蛋白质构成的核糖体提供蛋白质合成的场所。

8. 真核细胞基因表达的调控

遗传信息表达过程中的每一水平都是基因调控的作用点。分为转录水平、RNA加工水平、RNA转运水平、翻译水平、mRNA降解水平和蛋白质合成后加工水平，其中，转录水平是最重要的控制点。

转录水平调节：细胞中存在多种被称为基因调节蛋白的特异性DNA结合蛋白，能与靶基因相邻的DNA序列结合，来调节基因的转录，这类基因调节蛋白称为反式作用因子，而它们识别的DNA序列称顺式作用元件，这种DNA序列无编码作用，常位于基因旁或内含子中，基因活性调节是通过两者相互作用实现的。

顺式作用元件包括基因的启动子序列（TATA、CAAT、GC 框），增强子和沉默子。反式作用因子，又称转录因子，一类是与启动子 TATA 结合的通用转录因子，一类是与顺式作用元件中 DNA 调节序列结合的基因调节蛋白。反式作用因子的作用特点是：① 识别启动子、启动子旁和增强子等顺式作用元件中的特异靶序列；②对基因表达具有正调控和负调控作用。反式作用因子有三个功能域：①DNA 识别结构域；②转录活性域；③与其他蛋白结合域。

第二节　习题与答案

一、习题

（一）选择题

A 型题

1. 真核细胞的细胞核 （　）
   A. 是细胞遗传物质储存场所
   B. 是最大的细胞器
   C. 是转录的场所
   D. 是 DNA 复制的场所
   E. 以上都是

2. 核纤层的化学成分是 （　）
   A. 核纤层蛋白质
   B. DNA
   C. 组蛋白
   D. 核糖体和 RNA
   E. 微管蛋白

3. 下述哪一项不是有关核仁的结构与功能的描述 （　）
   A. 没有包膜的海绵状球体
   B. 主要参与三种 RNA 的合成
   C. 与核糖体的装配有关
   D. 在分裂细胞中呈现周期性变化
   E. 能被特征性地银染而着色

4. 启动子中的 CAAT 框具有的功能 （　）
   A. 准确识别转录起始点
   B. 促进转录
   C. 减弱转录频率
   D. 使转录活性减少
   E. 属于内含子

5. 启动子中的 GC 框具有的功能 （　）
   A. 增强转录效率
   B. 准确识别转录起始点
   C. 促进转录
   D. 使转录活性增加
   E. 使转录停止

6. 基因表达时，遗传信息的流动方向和主要过程时 （　）
   A. RNA→DNA→蛋白质
   B. DNA→tRNA→蛋白质
   C. DNA→mRNA→蛋白质
   D. DNA→rRNA→蛋白质

64

E. rRNA→DNA→蛋白质

7. 真核细胞的基因调控涉及 DNA 调节序列与有关调节蛋白的相互作用以及后者间的相互作用，这种调控属于

    A. 转录前调控   B. 转录水平调控

    C. 转录后调控   D. 翻译水平调控

    E. 翻译后调控

8. 真核生物结构基因中的外显子与内含子接头处高度保守，内含子两端的结构特征为（　　）

    A. $5'AG-CT$ B. $5'AG-GT$

    C. $5'AC-GT$ D. $5'GT-AC$

    E. $5'GT-AG$

9. 在 mRNA 成熟的过程中，"加尾"的目的是（　　）

    A. 保护 mRNA 5′末端   B. 保持 mRNA 3′末端的稳定

    C. 作为剪接信号   D. 作为核糖体识别的信号

    E. 剪掉内含子的信号

10. 启动子中的 TATA 框的作用是（　　）

    A. 促进转录   B. 增强转录效率

    C. 能准确识别转录起始点   D. 提供转录终止信号

    E. 使转录活性增加

11. 真核细胞的结构基因组成有（　　）

    A. 外显子和内含子   B. 启动子

    C. 增强子   D. 终止子

    E. 以上都是

12. 人类结构基因的外显子和内含子位于（　　）

    A. 编码区   B. 调控区

    C. 前导区   D. 尾部区

    E. 非编码区

13. 在特定 DNA 区段上，串联排列 rRNA 基因，该区段伸展形成 DNA 袢环，称为（　　）

    A. 随体柄   B. 着丝粒

    C. 端粒   D. 核仁组织者

    E. 异染色质

14. 真核细胞间期核中的精密网架系统是（　　）

    A. 核纤层   B. 细胞骨架

    C. 核骨架   D. 核仁组织者

    E. 内膜系统

15. 真核细胞中基因的编码序列不连续，称为（　　）

A. 结构基因   B. 调节基因

C. 操纵基因   D. 断裂基因

E. 以上都是

16. 密码子有（   ）

     A. 4^2 种   B. 4^3 种

     C. 3^3 种   D. 3^4 种

     E. 3^2 种

17. 真核细胞中的结构基因中，无编码功能的序列称为（   ）

     A. 外显子   B. 内含子

     C. 启动子   D. 转座子

     E. 转录因子

18. 人类结构基因的侧翼序列位于（   ）

     A. 编码区   B. 调控区

     C. 前导区   D. 尾部区

     E. 非编码区

19. 断裂基因中的 TATA 框和 CAAT 框属于（   ）

     A. 启动子   B. 增强子

     C. 外显子   D. 内含子

     E. 终止子

20. 在 mRNA 成熟的过程中，"戴帽"的目的是（   ）

     A. 剪掉内含子   B. 保持 mRNA 3′末端的稳定

     C. 剪接信号   D. 被核糖体的小亚基识别

     E. 使外显子相连

B 型题

21~24 题备选答案

     A. 编码区   B. 调控区   C. 前导区   D. 尾部区   E. 非编码区

21. 人类结构基因的外显子和内含子位于（   ）

22. 人类结构基因侧翼序列为（   ）

23. 人类结构基因的 5′端可转录的非翻译区是（   ）

24. 人类结构基因的 3′端可转录的非翻译区是（   ）

25~31 题备选答案

     A. 启动子   B. 增强子   C. 终止子   D. 外显子   E. 内含子

25. 断裂基因的编码序列是（   ）

26. 两个外显子间的序列无编码功能称（   ）

27. 是 RNA 聚合酶的结合部位（   ）

28. TATA 框、CAAT 框属于（   ）

29. 增强转录效率的特定序列是（   ）

30. 位于 3′末端的一段反向重复序列是（　　）

31. GC 框序列属于（　　）

32~36 题备选答案

　　A. DNA　　　　B. hnRNA　　　C. mRNA　　　D. tRNA　　　E. rRNA

32. 储存遗传信息的分子是（　　）

33. 传递遗传信息并直接决定多肽链氨基酸序列的分子是（　　）

34. 是核糖体的组成部分（　　）

35. 转运氨基酸分子的是（　　）

36. 需要进行剪接、加帽、添尾等加工和修饰过程才能成熟的分子是（　　）

37~39 题备选答案

　　A. 5′→3′　　　　　　　　B. 3′→5′

　　C. 3′→5′或 5′→3′　　　D. 5′→3′和 3′→5′

　　E. 有时 3′→5′，有时 5′→3′

37. DNA 复制时，新链的合成方向时（　　）

38. 转录过程中，mRNA 的合成方向是（　　）

39. 翻译过程中，核糖体沿 mRNA 方向的移动方向是（　　）

40~41 题备选答案

　　A. 5′-AAAUUUGGG-3′　　B. 5′-AAATTTCCC-3′

　　C. 5′-AAATTTCCC-3′　　D. 5′-GGGTTTAAA-3′

　　E. 5′-GGGAAATTT-3′

40. 某 mRNA 的核苷酸序列为 5′-AAAUUCCC-3′，其在 DNA 上的模板链是
　　（　　）

41. 某 mRNA 的核苷酸序列为 5′-AAAUUCCC-3′，则 DNA 中的编码链是（　　）

42~45 题备选答案

　　A. 细胞核　　　　　B. 细胞质

　　C. 细胞核　　　　　D. 核仁

　　E. 溶酶体

42. 真核生物的 DNA 复制主要发生在（　　）

43. 真核生物的转录过程主要发生在（　　）

44. 真核生物转录后，前 mRNA 的剪接、戴帽及加尾等加工修饰过程发生在（　　）

45. 蛋白质的生物合成发生在（　　）

46~48 题备选答案

　　A. GT-AG 法则　　　B. AG-GA 法则

　　C. A＝T　　　　　　D. C≡G

　　E. TA-AT 法则

46. 剪接按（　　）

47. 腺嘌呤与胸腺嘧啶配对按（　　）

48. 胞嘧啶与嘌呤配对按（ ）

49～52 题备选答案

   A. 转录前调控　　　　　　B. 转录水平调控

   C. 转录后调控　　　　　　D. 翻译水平调控

   E. 翻译后调控

49. hnRNA 形成成熟 mRNA 的过程属于（ ）

50. 真核细胞的基因活化受组蛋白和非组蛋白相互作用的调节，属于（ ）

51. 蛋白质生物合成受核糖体的数量、mRNA 的成熟度，各种因子和酶的影响，属于（ ）

52. 真核细胞新合成的多肽要进一步加工、修饰和组装，其调控系统属于（ ）

X 型题

53. 人类的结构基因包含有（ ）

   A. 外显子　　　　　　　　B. 内含子

   C. 启动子　　　　　　　　D. 增强子

   E. 终止子

54. 下列哪些位于编码链上的侧翼序列区域（ ）

   A. 启动子　　　　　　　　B. 增强子

   C. 终止子　　　　　　　　D. 内含子

   E. 外显子

55. hnRNA 要经过下列哪些加工过程才能形成成熟的 mRNA（ ）

   A. 戴帽　　　　　　　　　B. 剪接

   C. 加尾　　　　　　　　　D. 去尾

   E. 去帽

56. 真核细胞结构基因的侧翼顺序指（ ）

   A. 启动子　　　　　　　　B. 增强子

   C. 外显子　　　　　　　　D. 终止子

   E. 内含子

57. 真核生物的基因表达调控包括（ ）

   A. 转录前调控　　　　　　B. 转录水平调控

   C. 转录后调控　　　　　　D. 翻译水平调控

   E. 翻译后调控

（二）填空题

1. 电镜下核被膜结构组成包括_____、_____、_____、_____和_____。

2. 细胞核形状往往与_____相适应。

3. 根据_____的不同，人类染色体分为三种类型_____、_____、

_____。

4. DNA 的组成单位是_____，后者由_____、_____和_____组成。

5. 原核生物进化到真核生物的重要标志是_____的出现。

6. DNA 双链中，碱基对 A 和 T 之间形成_____个氢键，G 和 C 之间形成_____个氢键。

7. _____是基因的化学本质。

8. 人类基因根据其功能不同可分为_____和_____。

9. 根据基因组 DNA 的碱基排列顺序重复出现的程度不同，基因组 DNA 碱基序列分为_____和_____。

10. 目前的人类基因组测序结果提示人类细胞核染色体基因组中 90% 左右为 DNA_____序列，10% 为_____序列。

11. 目前估计一个人类基因组大约含有_____个的结构基因。

12. 根据 DNA 重复序列的长度和拷贝数，重复序列又可分为_____和_____。前者主要参与维持_____结构以及参与减数分裂时染色体的_____。

13. 中度重复序列可分为两大类序列_____和_____。

14. 断裂基因组，首位和末位的两个外显子的外侧非编码区统称_____序列；包括_____区、_____区和_____区。

15. 大多数真核生物基因包括了_____序列和_____序列两部分。

16. 一个断裂基因可以含有几段编码序列称为_____，它们之间的序列无编码功能的称_____。

17. 每个断裂基因中第一个外显子和最后一个外显子的外侧都有一段不被转录的非编码区，称为_____序列。这些结构包括_____、_____和_____等。

18. 减数分裂中，同源染色体的错误配对和不等交换是造成基因结构序列_____和_____的常见原因。

19. 每条染色体含有一个 DNA 分子，每个 DNA 分子上有多个复制单位，称为_____。

20. 在细胞周期的 S 期中，一条染色体上的多数复制子只复制一次，但有先后之差，常染色质复制_____；异染色质复制_____。

21. DNA 的复制特点是_____复制，又是_____复制。

22. 基因表达包括_____和_____过程。

23. 核内异质 RNA（hnRNA）要经过_____、_____和_____等加工过程才能形成成熟的 mRNA。

24. 转录是按照基因的碱基序列合成_____的过程。

25. 翻译是以_____为模板，合成_____的过程。

26. 多基因家族中，某些成员不产生正常的基因产物，但与功能基因有同源性，它们称_____。

27. 真核生物的基因为_____基因，其编码顺序称为_____，间隔顺序称为

_____。

28. 常见的启动子包括_____、_____和_____。

29. rRNA 是由_____形成区的_____转录出来的。

30. 染色质的基本结构单位是_____。

31. 真核细胞的基因调控可在不同水平上进行，包括_____、_____、_____、_____和_____等调控。

32. 以 DNA 的反编码链为模板，合成的 RNA 分子称为_____。

33. 在 mRNA 的成熟过程中，要经过剪接等加工过程，那是按照_____法则将 hnRNA 中的内含子切掉。

34. 真核生物转录调控大多是通过_____和_____相互作用而实现的。作用形式不外乎三种：_____、_____、_____。

（三）名词解释

1. 核孔复合体

2. 单一顺序

3. 中度重复序列

4. 高度重复序列

5. 端粒

6. 组蛋白

7. 常染色质

8. 异染色质

9. 核小体

10. 基因组

11. 核型与核型图

12. 核骨架

13. 核仁组织区

14. 单一基因

15. 串联重复基因

16. 多基因家族

17. 假基因

18. 外显子与内含子

19. 编码链与反编码链

20. 核内异质 RNA

21. 顺式作用元件

22. 反式作用因子

23. 锌指结构域

（四）问答题

1. 内核膜和外核膜的结构有何特点？
2. 原核细胞中结构基因排列有何特点？
3. 简述核被膜和核孔的结构。
4. 简述染色质包装成中期染色体的过程。
5. 肿瘤细胞核与正常细胞核比较有哪些变化？

二、答案与题解

（一）选择题

A 型题

1. E	2. A	3. B	4. B	5. A
6. C	7. B	8. E	9. B	10. C
11. E	12. A	13. D	14. C	15. D
16. B	17. C	18. E	19. A	20. D

B 型题

21. A	22. E	23. C	24. D	25. D
26. E	27. E	28. A	29. B	30. C
31. A	32. A	33. C	34. E	35. D
36. B	37. A	38. A	39. A	40. E
41. B	42. C	43. C	44. C	45. B
46. A	47. C	48. D	49. C	50. A
51. D	52. E			

X 型题

53. ABCDE　54. ABC　55. ABC　56. ABD　57. ABCD

（二）填空题

1. 外核膜；内核膜；核周隙；核孔；核纤层
2. 细胞形态
3. 着丝粒位置；中央着丝粒染色体；亚中央着丝粒染色体；端着丝粒染色体
4. 脱氧核糖核苷酸；脱氧核糖；磷酸；含氮碱基
5. 细胞核
6. 两、三
7. DNA
8. 结构基因；调控基因
9. 重复序列；单一序列
10. 重复；单一

11. 3万~4万

12. 高度重复序列；中度重复序列；染色体；配对

13. 短分散DNA序列；长分散DNA序列

14. 侧翼；调控；前导；尾部

15. 编码；非编码

16. 外显子；内含子

17. 侧翼；启动子；增强子；终止子

18. 缺失；重复

19. 复制子

20. 早；晚

21. 半不连续；半保留

22. 转录；翻译

23. 戴帽；剪接；加尾

24. mRNA

25. mRNA；蛋白质

26. 假基因

27. 断裂；外显子；内含子

28. TATA框；CAAT框；GC框

29. 核仁；rDNA（rRNA基因）

30. 核小体

31. 转录前水平；转录水平；转录后水平；翻译水平；翻译后水平

32. 核内异质RNA或hnRNA

33. GT－AG

34. 反式作用因子；顺式作用元件；一种反式作用因子与一个特定的顺式作用元件结合；一种反式作用因子与多种顺式作用元件靶点结合；多种反式作用因子和一个顺式作用元件作用

（三）名词解释

答案详见"重点名词解释"。

（四）问答题

1. 内核膜和外核膜的结构有何特点？

①外核膜在形态及生化上与细胞中的粗面内质网相近，与粗面内质网膜连续，被认为是内质网膜的特化区域，外表面有核糖体附着。②内核膜与外膜平行，无核糖体附着，内表面附着有一层纤维状的蛋白网——核纤层，有支持内膜的作用。

2. 原核细胞中结构基因排列有何特点？

原核细胞基因组DNA的绝大多数可编码蛋白质。功能相关的结构基因串联排列，

72

受上游共同调控区的控制，同时转录，同时翻译，最终形成功能相关的几种蛋白质。原核细胞结构基因中没有内含子成分，基因序列是连续的，转录后不需要剪切和加工。结构基因在基因组中是单拷贝基因分布，无重叠现象。

3. 简述核被膜和核孔的结构。

核被膜是双层膜结构，包括外核膜、内核膜、核间隙、核纤层和核孔。

外核膜：形态发生上与内质网相连，有核糖体附着。

内核膜：朝核质一侧，内表面附着一层纤维状蛋白网——核纤层，有支持作用。

核孔：内外核膜局部融合产生的圆环状结构，与核内外的物质转运有关。

4. 简述染色质包装成中期染色体的过程。

染色质的一级结构——核小体，每个核小体由组蛋白（H_2A、H_2B、H_3、H_4各2个分子）组成八聚体，外面盘绕1.75圈DNA（约140个碱基对）。两个核小体之间以60个碱基对的连接DNA片段与组蛋白H_1形成细丝相连接。每6个核小体绕成一圈形成空心螺线管，称染色质的二级结构。螺线管进一步盘绕，形成超螺线管，称为三级结构，进一步形成染色单体。

有关染色质的一级结构和二级结构没有争议，但螺线管如何进一步包装成染色体有不同看法，其中袢环结构模型较受到重视。这一袢环结构在特殊类型染色体，如灯刷染色体和多线染色体中已被观察到，这可能是染色体的一般特征。

5. 肿瘤细胞核与正常细胞核比较有哪些变化？

与正常细胞相比，肿瘤细胞通常具有较高的核质比，核的结构呈异型性（外形不规则，核分叶，出芽等），染色质聚集在近核膜处，呈颗粒状，大小不等，分布不均匀，核仁呈高rRNA转录活性，体积增大，数目增多，核孔的数目增多。这些变化反映出肿瘤细胞代谢活跃、生长旺盛的特点。

第七章 细胞骨架

第一节 内容精要

一、大纲要求

1. 掌握细胞骨架的概念、分类及生物学意义；掌握微丝、微管和中间纤维的概念及其结合蛋白的种类；掌握微丝及微管的特异性药物；
2. 熟悉微丝、微管和中间纤维的化学组成、形态结构特点；
3. 了解微丝、微管和中间纤维的组装、动态调节；
4. 熟悉细胞骨架在现代医学中的应用，与疾病的关系。

二、重点及难点提示

重点

1. 细胞骨架的概念、分类及生物学意义。
2. 微丝、微管和中间纤维的结合蛋白的种类。
3. 微丝及微管的特异性药物。

难点

1. 微丝、微管和中间纤维的化学组成、形态结构特点。
2. 细胞骨架与疾病的关系。

三、重点名词解释

1. 细胞骨架（cytoskeleton） 指细胞中由蛋白纤维交织而成的复杂的立体网架体系，它充填于整个细胞内。

2. 微丝（microfilament，MF） 是广泛存在于各种真核细胞中的骨架网络纤维，在具有运动功能或非对称性细胞中特别发达，是一种实心的蛋白纤维细丝，常以束状或网状等形式分布于细胞质的特定空间位置上。

3. 微管（microtubule，MT） 普遍存在于真核细胞中，是由微管蛋白和微管结合蛋白组成的中空圆柱状结构。

4. 中间纤维（intermediate filament，IF） 是一种直径约 10nm 的纤维状蛋白，其直径介于粗肌丝和细肌丝以及微丝和微管之间。

5. 微丝体系 由微丝的收缩蛋白质（contractile protein），调节蛋白质（regulatory protein）和连接蛋白质（linking protein）共同构成。

6. 微管结合蛋白（microtubule – associated protein，MAP） 又称动力蛋白，是一类可与微管结合并与微管蛋白共同组成微管系统的蛋白，其主要功能是调节微管的特异性并将微管连接到特异性的细胞器上。

7. 中间纤维结合蛋白（IF – associated protein，IFAP） 是一类在结构和功能上与中间纤维密切联系，其本身又不是中间纤维结构组分的蛋白。

8. 球状肌动蛋白（globular actin，G – actin） 简称 G－肌动蛋白，是一种游离状态的球状肌动蛋白单体。

9. 纤维状肌动蛋白（filamentous actin，F – actin） 简称 F－肌动蛋白，是一种由 G－肌动蛋白"首尾"相接聚合而成的螺旋状纤维多聚体（球状肌动蛋白单体链）。

10. 原纤维（protofilament） 指 α、β 两种微管蛋白首尾相接交替形成的二聚体，其纵行排列；微管的管壁即由 13 条原纤维呈螺旋状盘绕构成。

四、重点难点解析

1. 细胞骨架的概念、分类及生物学意义

细胞骨架指细胞中由蛋白纤维交织而成的复杂的立体网架体系，它充填于整个细胞内。细胞骨架的分类有两种方式：a. 经典的细胞骨架指细胞质骨架，分别由不同的蛋白单体组装而成，分布于细胞质内，在结构上与内侧的核膜和外侧的细胞膜保持一定的联系；它包括微管（microtubule，MT）、微丝（microfilament，MF）和中间纤维（intermediate filament，IF）三种类型。b. 广义的细胞骨架，它包括细胞质骨架、细胞核骨架、细胞膜骨架和细胞外基质等纤维体系。

不同类型的细胞骨架相互连接，形成细胞的"骨架"网络体系，并随机体细胞的各种生理活动状态而发生动态改变，故细胞骨架在时间和空间上受细胞内外因素的调控。目前细胞骨架的生物学意义已不仅仅在保持细胞形态、维持细胞内各结构成分的有序性排列（如细胞器的空间定位及其位置的动态变化）方面起重要作用，而且与细胞的多种生命活动如细胞运动、细胞增殖分裂、细胞分化、细胞的物质运输、细胞信息传递、能量转换、基因表达等密切相关，它几乎参与细胞的一切重要生命活动。

2. 微丝结合蛋白的种类及功能

微丝体系的主要结构成分是肌动蛋白，而微丝结合蛋白有 40 余种，可参与形成微丝纤维的高级结构。

（1）收缩蛋白（移动因子） 移动因子指促进细胞中微丝移动的蛋白，即肌球蛋白（myosin）。目前，已发现有十几种肌球蛋白。①Ⅱ型肌球蛋白（myosin Ⅱ）主要功能是参与肌丝滑行。②Ⅰ型肌球蛋白和Ⅴ型肌球蛋白它们参与细胞骨架和细胞膜的相互作用，如胞膜运输等。

（2）调节蛋白 调节蛋白是一类对收缩蛋白质（肌动蛋白、肌球蛋白）起调节作用的蛋白质，种类较多，可控制微丝的结构和功能。主要有：①原肌球蛋白（tropomyosin）：可调节肌动蛋白与肌球蛋白头部的结合。②钙调蛋白（calmoldulin）：存在于各种细胞质中，其功能与 Ca^{2+} 浓度有关。③聚合因子（polymerization factor）：包括肌动蛋白单体结合蛋白、封端蛋白和剪切蛋白。④掺入因子（folding factor）：如 TCP-1（t-complex polypeptide 1）复合体等。

（3）**连接蛋白**　连接蛋白是一类在微丝之间或微丝与质膜之间起连接、固定、沟通作用的蛋白质。主要有：①交联蛋白（cross-linking protein）和集束蛋白（bundling protein）包括 α-辅肌动蛋白（α-actinin）、束捆蛋白（fascin）、毛缘蛋白（fimbrin）和绒毛蛋白（villin）、细丝蛋白（filamin）等，它们将平行的微丝连接成微丝束，亦可横向连接相邻微丝。②锚定蛋白（ankyrin）：锚定蛋白是一类能与细胞膜特异性结合的跨膜蛋白，如纽蛋白（vinculin）、踝蛋白（talin）、α-辅肌动蛋白等。③间隔蛋白又称间距因子（spacing factor）起连接与沟通作用。如血影蛋白（spectrin），使红细胞膜具有柔韧性和可塑性。④黏着斑（forcal adherension）和黏着连接（adherens junction）是肌动蛋白的核心形成位点，可调节微丝的核心形成。肌动蛋白相关蛋白（actin-related protein）Arp2/Arp3 复合体，可启动微丝的核心形成。

3. 微管结合蛋白的种类及功能

微管结合蛋白（microtubule-associated protein，MAP）又称动力蛋白，是一类可与微管结合并与微管蛋白共同组成微管系统的蛋白，其主要功能是调节微管的特异性并将微管连接到特异性的细胞器上。

已发现和提纯的微管结合蛋白主要有 MAP-1，MAP-2，tau，MAP4 等几种，前三种微管结合蛋白主要存在于神经中。①MAP-1 和 MAP-2：MAP-1 对热敏感，可见于不同生长发育阶段的神经轴突中，在微管间形成横桥，或与轴突的逆向运输有关；MAP-2 为一类热稳定蛋白质，见于神经元的树突中，MAP-2 在微管间或微管与中间纤维间形成横桥，但能使微管成束。②tau 蛋白具有热稳定性，常分布于神经元轴突中，可加速微管的组装，使之成为稳定性较强的微管束。③MAP-4 在神经元和非神经元细胞中均存在。具有高度热稳定性。用特异性微管结合蛋白荧光抗体可显示神经细胞中微管结合蛋白的分布差异。tau 只存在于轴突中，而 MAP-2 则分布于胞体和树突中。神经细胞微管结合蛋白的分布差异与神经细胞树突和轴突区域化以及感受、传递信息有关。故微管结合蛋白在细胞中，依其执行功能的不同，各自具有不同的分布区域，此分布特点在神经细胞中尤为明显。

4. 中间纤维结合蛋白的种类、条件及功能

中间纤维结合蛋白（IF-associated protein，IFAP）是一类在结构和功能上与中间纤维密切联系，其本身又不是中间纤维结构组分的蛋白，具有很重要的功能，且有一定的细胞和组织特异性。中间纤维正常功能的发挥需要中间纤维结合蛋白的参与。

IFAP 需具备以下条件：①与中间纤维共同分布于细胞内；②与中间纤维经历相同的解聚与重装配过程；③在体外能与中间纤维结合；④抗高盐与非离子去垢剂抽提，与中间纤维共同分离。

中间纤维结合蛋白主要有：聚纤蛋白（filaggrin）：可结合角蛋白和波形蛋白。因其

仅在角化上皮中表达，故该蛋白的表达是角质化的分化特异性标志。②Triclohyallin：可束缚角蛋白使其形成紧密结构，仅在毛囊和舌上皮细胞中表达。聚纤蛋白和triclohyallin是最特异性的中间纤维结合蛋白，这两种蛋白均以无活性的前体形式贮存在细胞胞质中，其功能与纤维状微丝结合蛋白 α－辅肌动蛋白或毛缘蛋白相似。③Plankin/cytolinker 类中间纤维结合蛋白，其包括三种蛋白：desmolykin、网蛋白（plectin）和 BPAGl（bullous pemphigoid antigen 1）。起着黏附和固定中间纤维的作用。④IFAP300 其主要功能也是与角质中间纤维结合，将中间纤维锚定在桥粒上。⑤其他一些具有 IFAP 性质的蛋白桥板蛋白（desmoplakin）1 和 2 参与桥粒形成；血影蛋白及锚蛋白参与中间纤维与膜的结合；微管结合蛋白（MTP_2）参与中间纤维与微管间横桥等。

5. 微丝的特异性药物

特异性药物在微丝结构和功能的研究中发挥了重要的作用。

细胞松弛素 B：细胞松弛素（cytochalasins）是真菌的代谢性产物，细胞松弛素 B 能切断微丝，它可与 F－肌动蛋白端－端结合，从而阻抑肌动蛋白聚合，停止微丝的组装，同时破坏微丝的三维空间网络结构；但对解聚没有明显影响。故细胞松弛素 B 可破坏分布于细胞质膜下且形成疏松网状形式的微丝，而形成鞘或粗纤维状的微丝不能被其所破坏。

鬼笔环肽（philloidin）：与微丝有较强的亲合作用，是在真菌中提取的一种双环杆肽。荧光标记的鬼笔环肽可清晰地显示出细胞内的微丝。鬼笔环肽可增强肌动蛋白纤维的稳定性，抑制解聚，从而可防止微丝降解；实验研究发现，鬼笔环肽仅与 F－肌动蛋白结合，而不与 G－肌动蛋白结合。

6. 微管的特异性药物

微管的特异性药物在微管结构和功能的研究中发挥了重要的作用。秋水仙素和长春花属生物碱（长春花碱，长春新碱）等一些能与微管结合的药物，可抑制微管的聚合。

秋水仙素（colchicine）是最重要的微管工具药物，用低浓度的秋水仙碱处理活细胞，可破坏纺锤体的结构。秋水仙素与 Ca^{2+} 低温、高压等因素直接破坏微管的作用机制不同，它可与二聚体结合，而结合有秋水仙素的微管蛋白组装到微管末端，可阻止其他微管蛋白的加入，从而阻断微管蛋白组装成微管。在细胞遗传学中，常用秋水仙素来制备中期染色体。

长春碱与二聚体结合的位点不同于秋水仙素，长春碱与二聚体的结合可稳定微管蛋白分子，从而增加二聚体与秋水仙素的结合。长春碱因具有阻止微管聚合，抑制微管形成的作用，在临床上常用于抗癌治疗。

紫杉酚与重水（D_2O）一样可促进微管的组装、聚合，并增加微管的稳定性，抑制微管去组装。但它们所致的微管稳定性增加对细胞是有害的，导致染色体不能移动分离，使细胞周期停止于有丝分裂期。

另外，cAMP 可活化磷酸激酶，致使微管结合蛋白磷酸化，促进微管的组装。而RNA 可抑制微管的组装。

7. 微丝的化学组成、形态结构特点

微丝的化学成分包括收缩蛋白（contractile protein）、调节蛋白（regulatory protein）和连接蛋白（linking protein），它们共同构成微丝体系。微丝体系的主要结构成分是具有收缩作用的肌动蛋白（actin），此外还有一些微丝结合蛋白。

微丝是一种较细的、可弯曲的蛋白纤维细丝，其直径为 5～10nm，长短不一。微丝在细胞质中的分布不均匀，其在细胞膜的内侧分布比较集中。在电镜下观察，微丝成束或散在呈网状分布于细胞质中，参与细胞支架的构成。近年来认为，微丝是由一条纤维状肌动蛋白以自身 α-螺旋盘绕形成的。由于肌动蛋白具有极性，因而微丝也具有极性。微丝的结构具有可变性，微丝既可以相互聚合形成线状的微丝束，又可以相互交织成网状结构或呈溶胶状态，微丝正是通过这些不同的存在形式参与细胞的结构组成和功能活动。这也是人们在常规状态下不易观察到微丝的原因之一。

8. 微管的化学组成、形态结构特点及在细胞中的存在形式

微管主要由微管蛋白（tubulin）组成。微管蛋白呈球形，属于酸性蛋白，等电点范围为 pH 5.2～5.4，微管蛋白由 α-微管蛋白和 β-微管蛋白单体两个天然亚基构成。由 α-微管蛋白和 β-微管蛋白形成的微管蛋白二聚体，是微管装配的基本单位；在细胞质中，基本上没有游离的 α 或 β-微管蛋白，因为不形成二聚体它们就很快被降解。在哺乳动物中，α 或 β-微管蛋白各有 6 种异构体，分别被不同的基因编码，在细胞中的分布和功能各不相同，但体外研究表明它们可共同聚合形成混合的微管蛋白。此外，微管蛋白二聚体上，各有一个秋水仙素结合位点和长春花碱结合位点。

微管为一中空的圆柱状结构，外径约 25nm，内径约 15nm，管壁厚约 6～9nm。微管长度差异很大，一般在几十纳米～几微米长，在中枢神经系统的运动神经元可长达几厘米。微管的壁由 13 条原纤维（protofilament）纵行排列而成。每条原纤维又由 α、β两种微管蛋白首尾相接交替形成二聚体，并呈螺旋状盘绕构成微管的管壁。由于微管两端的微管蛋白二聚体组装速度不同，快的一端为正端，慢的一端则为负端，所以微管具有极性。微管的极性，与细胞器定位分布、物质定向运输等微管功能密切相关。

微管在细胞中的存在形式有三种：①单微管（singlet）：由 13 根原纤维螺旋状包绕而成，常散在于细胞质中或成束分布。单微管稳定性较差，易受温度、压力、pH 值等影响，出现解聚而消失，或随细胞周期而变化。胞质中的大部分微管以此形式存在。②二联微管（diplomicrotubule）：由 A、B 两根单微管组成，因 B 管与 A 管共用三根原纤维，故二联微管由 23 根原纤维组成。二联微管稳定性较好，一般不易发生结构的改变。主要分布于细胞的某些特定部位，如纤毛和鞭毛的周围部分。③三联微管（triplomicrotubule）：由 A、B、C 三根单管组成。A、B 管和 B、C 管之间分别共用三根原纤维，故三联微管由 33 根原纤维组成。三联微管稳定性较好。主要分布于中心粒和纤毛、鞭毛的基体中。

9. 中间纤维的化学组成、形态结构特点

中间纤维的蛋白的化学组分及其类型复杂多样，包含 50 多种成员，但它们是由同一多基因家族编码的多种异源性纤维状蛋白组成，具有高度同源性。依据中间纤维的组

织来源及免疫学特性的不同，可将中间纤维分为五大类。

纤维类型	蛋白亚基	组织来源
角蛋白纤维	角蛋白（keratin）	上皮细胞
波形纤维	波形纤维蛋白	间质细胞和中胚层来源的细胞、体外培养的细胞
结蛋白纤维	结蛋白	肌细胞
神经元纤维	神经元纤维蛋白	神经元
神经胶质纤维	胶质纤维酸性蛋白	神经胶质细胞

中间纤维是一类中空的纤维状结构，在胞质中常形成精细发达的纤维网络，外与细胞膜及细胞外基质相连，内与核纤层直接联系。虽然中间纤维的蛋白组分及其类型复杂多样，但它们均来自于同一基因家族，因而具有较高的同源性和相似的形态结构特征，中间纤维蛋白为长的线性蛋白。中间纤维的每个蛋白单体均由头部区（N 端），杆状区和尾部区（C 端）三个区域，它们构成中间纤维的分子结构。各种中间纤维蛋白的主要区别就在于 N 端和 C 端这两个区域的长度和序列。杆状区位于中间纤维蛋白分子肽链的中部，在长度和氨基酸排列顺序上非常保守，它不仅是形成双股超螺旋二聚体的关键区，而且是多聚体形成的驱动力。

中间纤维蛋白的基因表达具有严格的组织特异性，可用特异的抗中间纤维的荧光抗体标记，以此来显示被标记的中间纤维。

10. 细胞骨架与疾病的关系

随着研究的不断深入，现认为肿瘤、许多遗传性疾病、某些神经系统疾病等的发生均与细胞骨架的异常有关。临床上常利用细胞骨架在不同细胞内的特异性分布的特征，来诊断某些疑难疾病，并依据细胞骨架与疾病的关系来设计并指导用药，开展防病治病。

（1）*细胞骨架与肿瘤* 细胞骨架在肿瘤细胞中的变化——细胞的生长与增殖失去控制是肿瘤细胞的主要特征之一。在恶性转化的细胞中，常表现为细胞骨架结构的破坏、组装和分布的异常、微管的解聚等。我国学者对胃癌、鼻咽癌、食管癌、肺鳞癌、肺小细胞癌、肺腺癌、小鼠肉瘤 9 株肿瘤细胞进行观察，发现肿瘤细胞质内免疫荧光染色的微管减少甚至缺如。微管数量的减少是细胞恶性转化的重要标志。肿瘤细胞的浸润转移是一个极其复杂的过程，现认为微丝束和其末端黏着斑的破坏以及肌动蛋白小体的出现，可能与肿瘤浸润转移的特性有关，肌动蛋白小体形成，可能代表肿瘤细胞高转移的恶性表型。

中间纤维与肿瘤诊断——中间纤维形态相似，但具有严格的组织特异性，不同类型的中间纤维严格的分布在不同类型的细胞中，故可根据中间纤维的种类区分上皮细胞、肌肉细胞、间质细胞、胶质细胞和神经细胞。因绝大多数肿瘤细胞在生长时，继续保持其来源细胞的中间纤维的种类、超微结构和免疫学的特性，如癌是以上皮细胞的角质蛋白为特征的，肌肉瘤是以结蛋白，非肌肉瘤是以波形纤维蛋白，神经胶质瘤是以神经胶质纤维酸性蛋白为特征的，从交感神经来的肿瘤是以神经纤维蛋白为特征的。人们可根据中间纤维的种类，来鉴别、区分不同组织来源的肿瘤细胞及各肿瘤细胞的亚型，为肿瘤的诊断和治疗提供决定性的依据。

微管和微丝与抗肿瘤药物——微管和微丝的特异性工具药的发现，对微管、微丝的功能及作用机制的研究具有重要意义，同时对抗肿瘤药物的研究起到了重要的推动作用。微管作为肿瘤化疗的动力学靶位已有很久历史。微丝可作为抗癌药的靶位，在细胞增殖中发挥重要作用。人们还发现了一些可抑制细胞增殖的天然药物，它们及其衍生物有可能成为有效的肿瘤化疗药物。

（2）细胞骨架蛋白与神经系统疾病　阿茨海默病（Alzheimer's disease，AD）即早老性痴呆病，属微管遗传性疾病。AD 患者脑脊液中 tau 蛋白含量明显高于非 AD 患者和正常人，提示 AD 患者神经元中存在 tau 蛋白的积累；其患者神经元中还可见到大量损伤的神经原纤维。Tau 蛋白及其他一些细胞骨架蛋白的异常还可引起其他神经系统疾病。故许多神经系统疾病均与细胞骨架蛋白的异常表达有关。

（3）细胞骨架与遗传性疾病　某些遗传性疾病常与细胞骨架的异常或细胞骨架蛋白基因的突变有关。WAS（Wiskoff - Aldrich syndrome）是一种遗传性免疫缺陷疾病；研究表明微丝的异常是引起 WAS 的根源所在。人类遗传性皮肤病单纯性大泡性表皮松解症（epidermolysis bullosasimplex，EBS）是最典型的例证，该病是由角蛋白 14（CK14）基因突变所致。由于中间纤维蛋白基因转变而引起的遗传性疾病，总结见教材表 7 -7。

（4）细胞骨架与衰老　老年人随着年龄的增加，机体各细胞均出现功能低下的表现。研究表明这与细胞骨架的数量、结构及功能的变化有关。所以，老年人的衰老表现为脑功能衰退和机体免疫等多系统多功能的低下。

第二节　习题与答案

一、习题

（一）选择题

A 型题

1. 微丝体系的主要结构成分是（　　）
   A. 原肌球蛋白　　　　B. 肌钙蛋白
   C. 肌球蛋白　　　　　D. 肌动蛋白
   E. 聚合蛋白

2. 有关肌肉收缩原理，下列哪项叙述不正确（　　）
   A. 当 Ca^{2+} 浓度下降时，原肌球蛋白构型改变，触发肌丝滑行
   B. 肌肉放松时，细肌丝中的原肌球蛋白隔在肌动蛋白与横桥之间
   C. 肌肉放松时，细肌丝不与粗肌丝结合在一起

D. 横纹肌收缩是肌原纤维的细肌丝和粗肌丝相互滑动造成的

E. 横纹肌收缩过程需要 ATP 提供能量

3. 关于肌动蛋白的叙述错误的是 （　　）

A. G－肌动蛋白与 F－肌动蛋白可相互转换

B. 肌动蛋白上有肌球蛋白结合位点，但无二价阳离子的结合位点

C. F－肌动蛋白的聚合过程不需要能量

D. 微丝体系的主要结构成分是肌动蛋白

E. 微丝组装受到肌动蛋白浓度的调节

4. 可以抑制微丝聚合的药物是 （　　）

A. 长春新碱　　　　　B. 细胞松弛素 B

C. 秋水仙素　　　　　D. 紫杉醇

E. 鬼笔环肽

5. 微丝与下列哪项功能无关 （　　）

A. 支持作用　　　　　B. 吞噬作用

C. 纺锤体形成　　　　D. 变形运动

E. 变皱膜运动

6. 支撑小肠上皮细胞微绒毛的骨架是 （　　）

A. 微管　　　　　　　B. 滑面内质网

C. 微丝　　　　　　　D. 粗面内质网

E. 中间纤维

7. 在微丝组分中起调节作用的是 （　　）

A. 肌动蛋白　　　　　B. 肌球蛋白

C. 原肌球蛋白　　　　D. α－辅肌动蛋白

E. 束捆蛋白

8. 能特异性阻止微丝解聚的药物是 （　　）

A. 长春碱　　　　　　B. 细胞松弛素 B

C. 秋水仙素　　　　　D. 紫杉醇

E. 鬼笔环肽

9. 微丝组装最快的阶段是 （　　）

A. 延迟期　　　　　　B. 延长期

C. 平衡期　　　　　　D. 超长期

E. 以上都不是

10. 以下哪项不是影响微丝组装的因素 （　　）

A. ATP　　　　　　　B. 一定浓度的 Mg^{2+}

C. Ca^{2+}　　　　　　　D. pH 值

E. GTP

11. ATP 对微丝组装的调节作用主要发生在微丝组装的 （　　）

A. 延迟期　　　　　　B. 延长期

C. 平衡期　　　　　　D. 超长期

E. 以上都不是

12. 下列哪种结构不是由细胞中的微管组成（　）

A. 鞭毛　　　　　　　B. 纤毛

C. 中心粒　　　　　　D. 内质网

E. 纺锤体

13. 关于微管的组装，哪种说法是错误的（　）

A. 微管可随细胞的生命活动不断的组装与去组装

B. 微管的组装分期进行

C. 微管的极性对微管的增长有重要意义

D. 微管蛋白的聚合和解聚是可逆的自体组装过程

E. 微管两端的组装速度是相同的

14. 在电镜下可见中心粒的每个圆柱形小体（　）

A. 由 9 组二联微管环状斜向排列

B. 由 9 组单管微管环状斜向排列

C. 由 9 组三联微管环状斜向排列

D. 由 9 组外围微管和一个中央微管排列

E. 由 9 组外围微管和二个中央微管排列

15. 下列微管的化学组成哪项是错误的（　）

A. α - 微管蛋白　　　B. β - 微管蛋白

C. M - A - P　　　　　D. tau 蛋白

E. 组蛋白

16. 微管的形态一般是（　）

A. 中空圆柱体　　　　B. 中空长方体

C. 中空圆球形　　　　D. 实心纤维状

E. 以上都是

17. 关于微管的超微结构，下列哪项是错误的（　）

A. 外径 25nm　　　　B. 长度差异大

C. 壁厚约 6～9nm　　D. 管壁由 9 条原纤维组成

E. 原纤维由微管蛋白组成

18. 下列哪项与微管的功能无关（　）

A. 受体作用　　　　　B. 维持细胞的形态

C. 细胞运动　　　　　D. 物质运输

E. 信息传递

19. 在三种形式的微管中，二联微管主要存在于（　）

A. 散在于胞质中　　　B. 纤毛和鞭毛的周围部分

C. 中心粒的基体中　　　D. 纤毛的基体中

E. 鞭毛的基体中

20. 由微管和蛋白质为基本组成分子的结构是（　　）

A. 微管和微丝　　　　　B. 中心粒和纤毛

C. 纺锤丝和肌丝　　　　D. 微管和肌丝

E. 中心粒和波形蛋白

21. 向培养液中同时加入细胞松弛素 B 和秋水仙素，细胞内哪种细胞骨架结构不受影响（　　）

A. 微管　　　　　　　　B. 微丝

C. 中间纤维　　　　　　D. 中心粒

E. 纺锤体

22. 具有 ATP 酶活性的是（　　）

A. 肌动蛋白　　　　　　B. 肌球蛋白

C. 肌钙蛋白　　　　　　D. 原肌球蛋白

E. 组蛋白

23. 高等动物中巨噬细胞和部分白细胞的运动方式属于（　　）

A. 鞭毛摆动　　　　　　B. 纤毛摆动

C. 细胞形态改变　　　　D. 胞质流动

E. 阿米巴运动

24. 下列哪个结构具有 MTOC 作用（　　）

A. 染色体　　　　　　　B. 中心体

C. 高尔基体　　　　　　D. 核糖体

E. 线粒体

25. 秋水仙素的作用是（　　）

A. 抑制微管聚合　　　　B. 抑制微管解聚

C. 促进微丝解聚　　　　D. 促进中间显微装配

E. 抑制肌动蛋白聚合

26. 秋水仙素可以抑制纺锤体的形成，从而使细胞分裂停止在（　　）

A. 间期　　　　　　　　B. 前期

C. 中期　　　　　　　　D. 后期

E. 末期

27. 长春碱的作用是（　　）

A. 抑制微管聚合　　　　B. 抑制微管解聚

C. 促进微丝解聚　　　　D. 促进中间显微装配

E. 抑制肌动蛋白聚合

28. 中间纤维参与的细胞活动有（　　）

A. 肌肉收缩　　　　　　B. 纺锤体形成

C. DNA 复制　　　　　D. 染色体分离

E. 细胞内物质运输

29. 采用免疫荧光技术观察收缩环的结构，使用的荧光抗体应该能够与下列哪种分子结合（　　）

A. α-微管蛋白　　　　B. β-微管蛋白

C. tau 蛋白　　　　　D. 肌动蛋白

E. MAP-1

30. 构成双极粗丝的微丝结合蛋白是（　　）

A. 毛缘蛋白　　　　　B. 肌球蛋白

C. 绒毛蛋白　　　　　D. 肌动蛋白

E. 角蛋白

31. 纤毛运动中起重要作用的结合蛋白是（　　）

A. 毛缘蛋白　　　　　B. 动力蛋白

C. 绒毛蛋白　　　　　D. 束捆蛋白

E. 肌球蛋白

32. 细胞向恶性转化的一个重要特征是（　　）

A. 微管聚合　　　　　B. 肌动蛋白磷酸化

C. 微丝增加　　　　　D. 微管数量减少

E. 中间纤维减少

33. 中间纤维动态调节最常见最有效的调节方式是（　　）

A. 聚合　　　　　　　B. 解聚

C. A+B　　　　　　　D. 磷酸化

E. 甲基化

34. 下列成分中不能构成中间纤维的是（　　）

A. 角蛋白　　　　　　B. 结蛋白

C. 茸毛蛋白　　　　　D. 波形蛋白

E. 神经原蛋白

35. 构成纤毛的微管的排列格式是（　　）

A. 9×2　　　　　　　B. 9+0

C. 9+3　　　　　　　D. 9×0

E. 9+2

36. 骨骼肌细胞的收缩单位是（　　）

A. 微丝　　　　　　　B. 微管

C. 肌原纤维　　　　　D. 张力纤维

E. 肌球蛋白纤维

37. 抑制中间纤维聚合的药物是（　　）

A. 细胞松弛素 B　　　B. 鬼笔环肽

C. 秋水仙素　　　　　　D. 长春碱

E. 目前尚无

38. 与肌细胞收缩相关的无机离子是（　　）

A. Mg^{2+}　　　　　　　B. Ca^{2+}

C. Cu^{2+}　　　　　　　D. Fe^{2+}

E. Cl^-

39. 肌细胞中钙离子的释放与下述哪种结构有关（　　）

A. 滑面内质网　　　　B. 粗面内质网

C. 高尔基复合体　　　D. 微体

E. 溶酶体

40. 关于微丝的描述不正确的是（　　）

A. 是实心纤维　　　　B. 直径比微管小

C. 在胞内可均匀分布，也可排列成堆或交织成网

D. 在肌细胞中含量丰富

E. 纺锤体由微丝构成

41. 下列哪种细胞中的微丝含量最为丰富（　　）

A. 肝细胞　　　　　　B. 神经细胞

C. 肌细胞　　　　　　D. 生殖细胞

E. 上皮细胞

42. 关于中间纤维，下列哪项叙述不正确（　　）

A. 中间纤维是一类中空的纤维状结构

B. 中间纤维蛋白为长的线性蛋白

C. 杆状区位于中间纤维蛋白分子肽链的中部

D. 中间纤维的蛋白均来自于同一基因家族

E. 与细胞内信号传导无关

43. 现在研究认为阿茨海默病与下列哪种细胞骨架成分有关（　　）

A. 肌动蛋白　　　　　B. 肌球蛋白

C. 微管　　　　　　　D. 中间纤维

E. 角蛋白

44. 中心体的主要成分是（　　）

A. 胶原纤维　　　　　B. 微管蛋白

C. 肌动蛋白　　　　　D. 肌球蛋白

E. 肌钙蛋白

45. 几种细胞骨架中直径最大的是（　　）

A. 微管　　　　　　　B. 微丝

C. Ⅰ型中间纤维　　　D. Ⅱ型中间纤维

E. 粗肌丝

B 型题

46～51 题备选答案

A. 微管　　　　　B. 微丝　　　　　C. 中间纤维

D. 微粒　　　　　E. 中心粒

46. 鞭毛和纤毛的主要成分是（　　）

47. 主要由肌球蛋白和肌动蛋白构成的结构是（　　）

48. 与 DNA 复制有关的结构是（　　）

49. 与微管装配和细胞分裂直接相关的是（　　）

50. 可被秋水仙素抑制的结构是（　　）

51. 可被细胞松弛素 B 破坏的结构是（　　）

52～56 题备选答案

A. 单管　　　　　B. 二联管　　　　　C. 三联管

D. 四联管　　　　E. 中央管

52. 由 13 根原纤维形成的微管是（　　）

53. 由 A 管和 B 管构成的微管是（　　）

54. 构成中心粒的微管是（　　）

55. 位于鞭毛和纤毛杆状结构内部的微管是（　　）

56. 对低温、Ca^{2+} 和秋水仙素敏感的微管是（　　）

57～60 题备选答案

A. 高 Ca^{2+}　　　　B. Mg^{2+}　　　　C. 秋水仙素

D. 细胞松弛素 B　　　E. 鬼笔环肽

57. 能引起微管解聚的二价阳离子是（　　）

58. 可促进微管聚合的物质是（　　）

59. 可破坏微管结构的物质是（　　）

60. 可促进微丝形成的物质是（　　）

61～66 题备选答案

A. 纤毛　　　　　B. 肌原纤维　　　　　C. 细胞骨架

D. 纺锤丝　　　　E. 胞质分裂

61. 以二联管形式存在与细胞运动有关的结构是（　　）

62. 由微管、微丝、中间纤维构成的网架结构称（　　）

63. 细胞质内的支持体系是（　　）

64. 主要由微丝组成并与细胞收缩有关的结构是（　　）

65. 由肌动蛋白和肌球蛋白构成收缩环发生于（　　）

66. 在有丝分裂时由微管聚合而成的临时结构是（　　）

67～73 题备选答案

A. 连接蛋白　　　　B. 肌球蛋白　　　　C. 原肌球蛋白

D. G－肌动蛋白　　　E. F－肌动蛋白

67. 具有 ATP 酶活性的蛋白时 （　　）

68. 构成微丝主体的是 （　　）

69. 对肌肉收缩起调节作用的物质是 （　　）

70. 位于纤毛内部二联体间连桥中的蛋白质是 （　　）

71. 形成肌丝横桥突起的蛋白质是 （　　）

72. 作为微丝基础蛋白质分子单体是 （　　）

73. 肌肉放松时还结合在肌动蛋白分子上的调节蛋白是 （　　）

C 型题

74～80 题备选答案

　　A. 微管　　　　B. 微丝　　　　C. 二者均是　　　　D. 二者均不是

74. 细胞骨架的组成成分是 （　　）

75. 可被细胞松弛素 B 破坏的是 （　　）

76. 可被秋水仙素破坏的是 （　　）

77. 纺锤体的组成成分 （　　）

78. 可维持细胞的形态的是 （　　）

79. 由肌动蛋白组成的结构是 （　　）

80. 与细胞的运动有关的是 （　　）

81～87 题备选答案

　　A. 鞭毛　　　　B. 纤毛　　　　C. 二者都是　　　　D. 二者都不是

81. 主要由微管构成的结构是 （　　）

82. 常见于高等动物精子和某些上皮细胞的是 （　　）

83. 作为原生动物运动器官的是 （　　）

84. 位于细胞表面、数目很多长度较短并可有节律运动的是 （　　）

85. 含有动力蛋白的是 （　　）

86. 承担细胞内物质运输的是 （　　）

87. 负责子细胞内细胞器的分配与定位的是 （　　）

X 型题

88. 细胞骨架包括 （　　）

　　A. 微管　　　　　　　　　　B. 微丝

　　C. 中间纤维　　　　　　　　D. 滑面内质网

　　E. 粗面内质网

89. 微管在细胞中的存在形式是 （　　）

　　A. 单管　　　　　　　　　　B. 二联管

　　C. 三联管　　　　　　　　　D. 四联管

　　E. 五联管

90. 肌动蛋白在细胞中的存在状态是 （　　）

　　A. 球状　　　　　　　　　　B. 纤维状

C. 管状　　　　　　　　　　D. 阶梯状

E. 片状

91. 下列哪些结构是微管组织中心（　　）

A. 着丝点　　　　　　　　　B. 端粒

C. 中心粒　　　　　　　　　D. 随体

E. 微粒

92. 中间纤维外形、性质的差异归因于（　　）

A. 头部　　　　　　　　　　B. 尾部

C. 杆状区　　　　　　　　　D. 波形蛋白纤维

E. 角质蛋白纤维

93. 下列哪些结构由微管组成（　　）

A. 中心体　　　　　　　　　B. 染色体

C. 纺锤体　　　　　　　　　D. 鞭毛

E. 纤毛

94. 在细胞分裂中期，用秋水仙素处理时出现的现象是（　　）

A. 微丝解聚　　　　　　　　B. 微丝聚合

C. 微管解聚　　　　　　　　D. 微管聚合

E. 染色体不分裂

95. 关于动力蛋白的叙述正确的是（　　）

A. 动力蛋白构成 A 管伸出的内臂和外臂

B. 动力蛋白是一种 ATP 酶

C. 动力蛋白与微管的滑动无关

D. 缺乏动力蛋白的人易患上呼吸道感染

E. 动力蛋白可促进细胞生长

96. 抑制微管聚合的药物是（　　）

A. 细胞松弛素 B　　　　　　B. 鬼笔环肽

C. 秋水仙素　　　　　　　　D. 长春碱

E. SDS

97. 参与细胞分裂的、由微管组成的结构有（　　）

A. 缢缩环　　　　　　　　　B. 染色体

C. 中心粒　　　　　　　　　D. 纺锤丝

E. 赤道板

98. 影响微丝聚合的药物是（　　）

A. 细胞松弛素 B　　　　　　B. 鬼笔环肽

C. 秋水仙素　　　　　　　　D. 长春碱

E. SDS

99. 中心体的组成包括（　　）

A. 中心粒　　　　　　　B. 中间纤维

C. 中心球　　　　　　　D. 纺锤丝

E. 核小体

100. 影响微管组装的因素有（　　）

　　A. pH 值　　　　　　　B. 温度

　　C. Mg^{2+}　　　　　　　D. GTP

　　E. 长春碱

101. 中间纤维蛋白单体可分为哪些区（　　）

　　A. 头部区　　　　　　　B. 杆状区

　　C. 中间区　　　　　　　D. 尾部区

　　E. 螺旋区

102. 具有 9 +2 结构的细胞骨架包括（　　）

　　A. 纤毛　　　　　　　　B. 鞭毛

　　C. 中心体　　　　　　　D. 基体

　　E. 中间纤维

103. 胞质分裂中起主要作用的结构收缩环由下列哪些成分组成（　　）

　　A. 原肌球蛋白　　　　　B. 肌钙蛋白

　　C. 肌动蛋白　　　　　　D. 中间纤维

　　E. 肌球蛋白

104. 细胞运动的表现形式有（　　）

　　A. 染色体分离　　　　　B. 纤毛、鞭毛摆动

　　C. 轴突运输　　　　　　D. 胞质环流

　　E. 细胞形态的改变

（二）填空题

1. 细胞骨架包括_____、_____和_____三种类型。

2. 中心体包括_____彼此相互_____排列的_____和_____；_____为分布于_____周围的一些基质；中心体的主要功能是与_____和_____直接相关。

3. 在癌细胞中，微管数量_____，原有的_____明显减少甚至消失，常出现肌动蛋白凝聚小体；在阿茨海默病患者神经元中微管蛋白的数量并无异常，但_____缺陷。

4. 微丝的化学成分包括_____、_____和_____，它们共同构成微丝体系

5. 研究微丝的特异性药物是_____，它能够促使微丝_____；而鬼笔环肽则可抑制微丝_____。

6. _____和_____形成的二聚体是微管装配的基本单位。

7. 细胞中的微管具有_____、_____、_____3 种形式。

8. 研究微管的特异性药物是_____，它可以_____微管的组装，长春碱可以

89

_____微管的聚合，紫杉醇可以_____微管的组装。

9. 细肌丝的组成包括_____、_____和_____。

10. 肌球蛋白分子的头部有_____的结合位点，头部具有_____活性。

11. 中间纤维的每个蛋白单体均由_____，_____和_____三个区域组成。

（三）名词解释

1. 细胞骨架
2. 微管组织中心
3. 微管
4. 微丝
5. 中间纤维

（四）问答题

1. 微丝具有哪些生物学功能？
2. 简述中间纤维的主要生物学功能。
3. 药物紫杉醇和秋水仙素作为抗癌药，作用机制有何不同？
4. 简述中心体的功能。
5. 简述微丝管的组装过程。
6. 简述微管的生物学功能。

二、答案与题解

（一）选择题

A 型题

1. D	2. A	3. B	4. B	5. C
6. C	7. C	8. E	9. B	10. C
11. A	12. D	13. E	14. C	15. E
16. A	17. D	18. A	19. B	20. B
21. C	22. B	23. E	24. B	25. A
26. C	27. A	28. C	29. D	30. B
31. B	32. D	33. D	34. C	35. E
36. A	37. E	38. B	39. A	40. E
41. C	42. E	43. C	44. B	45. A

B 型题

46. A	47. B	48. C	49. E	50. A
51. B	52. A	53. B	54. C	55. E
56. A	57. A	58. B	59. C	60. E

61. A	62. C	63. C	64. B	65. E
66. D	67. B	68. E	69. C	70. A
71. B	72. E	73. C		

C 型题

74. C	75. B	76. A	77. A	78. C
79. B	80. C	81. C	82. A	83. C
84. B	85. C	86. C	87. D	

X 型题

88. ABC	89. ABC	90. AB	91. AC	92. AB
93. ACDE	94. CE	95. ABD	96. CD	97. CD
98. AB	99. AC	100. ABCDE	101. ABD	102. AB
103. CE	104. ABCDE			

（二）填空题

1. 微丝；微管；中间纤维
2. 两个；垂直；中心粒；中心球；中心球；中心粒；微管装配；细胞分裂
3. 减少；微丝束；微管聚集
4. 收缩蛋白；调节蛋白；连接蛋白
5. 细胞松弛素 B；停止组装；解聚
6. α-微管蛋白；β-微管蛋白
7. 单微管；二联微管；三联微管
8. 秋水仙素；阻断；阻止；促进
9. 肌动蛋白；原肌球蛋白；肌钙蛋白
10. 横桥；ATP 酶
11. 头部区；杆状区；尾部区

（三）名词解释

1. 细胞骨架　指存在于细胞质中的，由蛋白质丝构成的，帮助建立细胞形状，并在细胞运动和细胞分裂中发挥作用的复杂的网状纤维系统。

2. 微管组织中心　是细胞内微管组装的起始点和核心，主要包括中心体和基体，在细胞间期帮助大多数细胞质微管组装，在有丝分裂期组织形成纺锤体。

3. 微管　在真核细胞质中，由微管蛋白构成的，可形成纺锤体、中心体及细胞特化结构鞭毛和纤毛的结构。

4. 微丝　在真核细胞的细胞质中，由肌动蛋白和肌球蛋白构成的，可在细胞形态的支持及细胞肌性收缩和非肌性运动等方面起重要作用的结构。

5. 中间纤维　存在于真核细胞质中的，由蛋白质构成的，其直径介于微管和微丝之间，在支持细胞形态、参与物质运输等方面起重要作用的纤维状结构。

（四）问答题

1. 微丝具有哪些生物学功能？

（1）构成细胞的支架，参与细胞特定形态的维持。

（2）作为肌纤维的组成成分，参与肌肉收缩。

（3）参与细胞分裂。

（4）参与细胞运动。

（5）参与细胞内物质运输。

（6）参与细胞内信号转导。

（7）参与受精。

2. 简述中间纤维的主要生物学功能。

（1）中间纤维功能的发挥具有时空特异性。

（2）增强细胞的机械强度。

（3）维持细胞和组织的完整性。

（4）与 DNA 复制有关。

（5）与细胞分化及细胞生存有关。

（6）与细胞的信号传导有关。

3. 药物紫杉醇和秋水仙素作为抗癌药，作用机制有何不同？

紫杉醇和秋水仙素均通过影响细胞有丝分裂过程中纺锤体的正常形成而抑制细胞增殖，两者的作用机制不同，紫杉醇通过与微管的紧密结合防止微管蛋白亚基的解聚，促进微管的聚合；秋水仙素的作用则通过与游离的微管蛋白结合使其无法聚合成微管，引起微管的解聚。

4. 简述中心体的功能。

（1）组织形成鞭毛和纤毛。

（2）参与细胞有丝分裂。

（3）细胞微管组织中心。

（4）具有 ATP 酶，为细胞运动和染色体移动提供能量。

5. 简述微管的组装过程。

增长的微管末端有微管蛋白 - GTP 帽，在组装期间或组装后 GTP 水解，微管蛋白 - GDP 易从末端脱落，微管解聚。当 GTP 浓度高时，微管聚合，否则解聚。

6. 简述微管的生物学功能。

（1）维持细胞的形态。

（2）构成细胞的运动器官，参与细胞运动。

（3）维持细胞器的位置，参与细胞器的位移。

（4）参与细胞内物质运输。

（5）参与染色体的运动，调节细胞分裂。

（6）参与细胞内信号转导。

第八章 线 粒 体

第一节 内容精要

一、大纲要求

1. 掌握线粒体的超微结构与人类线粒体基因组的特点；

2. 熟悉线粒体的一般性状；线粒体的化学组成；线粒体基因组与核基因组比较；线粒体的再生和起源；

3. 了解糖的有氧氧化和糖酵解过程；

4. 了解线粒体与相关疾病。

二、重点及难点提示

重点

1. 电镜下线粒体的超微结构。

2. 人类线粒体基因组的特点。

难点

线粒体的能量转化功能。

三、重点名词解释

1. 线粒体嵴（mitochondrial cristae） 线粒体内膜向内室折叠，形成大小及形状不一的，呈隔板状的结构，称为线粒体嵴。

2. 内膜基粒（endometrial basal granule） 内膜内表面有纽扣状的重复单位，以细颈附着于内膜的内面，称内膜亚单位（inner membranous subunit），或称内膜基粒。

3. 线粒体DNA（mitochondrial DNA） 线粒体的基因组只有一条DNA，称为线粒体DNA（mtDNA），它主要编码线粒体的tRNA、rRNA及一些线粒体蛋白质。

4. 线粒体的半自主性（mitochondrial semi – automation） 线粒体在形态，染色反应、化学组成、物理性质、活动状态、遗传体系等方面，与细菌相仿，需氧细菌被原始真核细胞吞噬以后，有可能在长期互利共生中演化形成了今天的线粒体。在进化过程中好氧细菌逐步丧失了独立性，并将大量遗传信息转移到了宿主细胞中，便形成了线粒体的半自主性。

四、重点难点解析

1. 电镜下线粒体的超微结构

在电镜下，线粒体是两层单位膜构成的封闭的囊状结构。主要有内膜、外膜、膜间隙和基质（内室）四个功能区隔。外膜指线粒体最外层所包绕的一层全封闭的生物膜，表面平滑而有弹性。较质膜薄，厚约 6nm 左右。内膜指外膜内一层平行的单位膜，内膜较外膜稍薄，厚约 4.5nm。内膜向内室折叠，形成大小及形状不一的线粒体嵴，嵴的形成使得线粒体内膜的表面积大大增加。膜间隙是内外膜之间的腔隙，延伸至嵴的轴心部，腔隙宽约 6 ~ 8nm。基质为内膜和嵴包围的空间。

2. 人类线粒体基因组的特点

①人类线粒体的基因排列非常紧凑，除与 mtDNA 复制及转录有关的一小段区域外，无内含子序列。在 37 个基因之间，基因间隔区总共只有 87bp，只占 DNA 总长度的 0.5%，有时基因有重叠，即前一个基因的最后一段碱基与下一个基因的第一段碱基相衔接。因此，mtDNA 的任何突变都会累及到基因组中一个重要功能区域。②mtDNA 为高效利用 DNA，有 5 个阅读框架，缺少终止密码子。③mtDNA 的突变率高于核中 DNA，并且缺乏修复能力。④mtDNA 为母系遗传。⑤部分 mtDNA 的密码子不同于核内 DNA 的密码子。

3. 线粒体的能量转化功能。

线粒体是活细胞生物氧化产生能量的场所，它是细胞的能量转换器，三羧酸循环、电子传递及氧化磷酸化均在线粒体进行。线粒体的这种特殊功能和它含有大量的内膜有关。内膜起着两个重要的作用：第一，电子传递过程是在内膜上进行的，它可将氧化反应释放的能量转换成细胞可利用的 ATP。第二，封闭的内室内含有许多酶，可以催化各种细胞化学反应。

第二节　习题与答案

一、习题

（一）选择题

A 型题

1. 线粒体的内、外膜根本区别在于（　　）

    A. 脂类含量不同　　　　　　B. 蛋白质含量不同

    C. 标志性酶不同　　　　　　D. 脂类及蛋白质种类不同

    E. 脂类及蛋白质比例不同

2. 线粒体内膜的标志性酶是（　　）

    A. 腺苷酸激酶　　　　　　　B. 苹果酸脱氢酶

    C. 细胞色素氧化酶　　　　　D. 氨基酸活化酶

E. 单胺氧化酶

3. 可调节线粒体内部离子环境，并与病理钙化有关的是（　　）

　　A. 线粒体基质　　　　　　　B. 线粒体外室

　　C. 膜间隙　　　　　　　　　D. 基质颗粒

　　E. 线粒体嵴

4. 有关线粒体的说法不正确的是（　　）

　　A. 衰老的和病变的线粒体可由溶酶体消化分解

　　B. 线粒体横径一般为 $0.1 \sim 1 \mu m$

　　C. 同类细胞的线粒体形状常保持一定的稳定性

　　D. 分化高、代谢旺盛、功能活跃的细胞，其线粒体少

　　E. 线粒体通常以卵圆形者居多

5. 下列细胞内不含线粒体的是（　　）

　　A. 成熟的红细胞　　　　　　B. 吸收细胞

　　C. 杯状细胞　　　　　　　　D. 心肌纤维

　　E. 骨骼肌纤维

6. 细胞中除核之外，唯一含有 DNA 的细胞器是（　　）

　　A. 线粒体　　　　　　　　　B. 高尔基复合体

　　C. 粗面内质网　　　　　　　D. 核糖体

　　E. 微体

7. Leigh 病是由于（　　）

　　A. 线粒体 DNA 丢失　　　　　B. 线粒体 DNA 结构基因的突变

　　C. 线粒体转移 RNA 基因突变　　D. 大规模线粒体 DNA 重排

　　E. 线粒体核糖体 RNA 基因的突变

8. 线粒体 DNA 异常的特点是（　　）

　　A. 母体遗传　　　　　　　　B. 父系遗传

　　C. 显性遗传　　　　　　　　D. 隐性遗传

　　E. 基因突变

9. 线粒体内膜中催化线粒体内 ATP 与线粒体外 ADP 交换的酶是（　　）

　　A. 腺苷酸转位酶　　　　　　B. 磷酸转位酶

　　C. 磷酸果糖激酶　　　　　　D. 肌酸激酶

　　E. 二羧酸转位酶

10. 细胞内的主要磷酸载体是（　　）

　　A. 磷酸肌酸　　　　　　　　B. ATP

　　C. ADP　　　　　　　　　　D. GTP

　　E. CTP

11. 导致线粒体病的发生是由于（　　）

　　A. 线粒体 RNA 异常　　　　　B. 线粒体 DNA 异常

C. 线粒体嵴异常   D. 线粒体内膜异常

E. 线粒体基质异常

B 型题

12 ~ 15 题备选答案

A. 磷酸化抑制剂   B. 解偶联剂

C. 呼吸抑制剂   D. 三者均是

E. 三者均非

12. 双香豆素属于 （ ）

13. 抗霉素 A 属于 （ ）

14. 鱼藤酮属于 （ ）

15. 寡霉素属于 （ ）

16 ~ 19 题备选答案

A. 线粒体 DNA 结构基因的突变   B. 大规模线粒体 DNA 重排

C. 线粒体转移 RNA 基因突变   D. 三者均是

E. 三者均非

16. Leber 遗传性视神经病可见 （ ）

17. Kearns −Sayre 综合征可见 （ ）

18. 氨基苷类诱导性耳聋可见 （ ）

19. 肌阵挛性癫痫合并破碎红纤维可见 （ ）

20 ~ 23 题备选答案

A. 腺苷酸激酶   B. 琥珀酸合成酶

C. 细胞色素氧化酶   D. 苹果酸脱氢酶

E. 单胺氧化酶

20. 线粒体外膜的标记酶是 （ ）

21. 线粒体内膜的标记酶是 （ ）

22. 线粒体膜间隙的标记酶是 （ ）

23. 线粒体基质的标记酶是 （ ）

24 ~ 27 题备选答案

A. 外膜   B. 内膜

C. 膜间隙   D. 三者均是

E. 三者均非

24. 苹果酸脱氢酶是 （ ）

25. 核苷酸激酶是 （ ）

26. 琥珀酸合成酶是 （ ）

27. 犬尿酸羟化酶是 （ ）

28 ~ 31 题备选答案

A. 细胞色素 C 氧化酶   B. 细胞色素 C 还原酶

C. NADH 脱氢酶　　　　　　　　D. 琥珀酸脱氢酶

E. FADH$_2$脱氢酶

28. 呼吸链复合物 I 属于（　　）

29. 呼吸链复合物 II 属于（　　）

30. 呼吸链复合物 III 属于（　　）

31. 呼吸链复合物 IV 属于（　　）

X 型题

32. 有关人类线粒体密码说法正确的是（　　）

A. UGA 是终止密码子　　　　B. 通用密码 UAA 和 UAG 是线粒体的终止密码子

C. 线粒体共有 4 个终止密码子D. UGA 是色氨酸的密码子

E. AGA、AGG 是精氨酸的密码子

33. 呼吸链电子载体主要有（　　）

A. 铁硫蛋白　　　　　　　　B. 黄素蛋白

C. 泛醌　　　　　　　　　　D. 细胞色素

E. 铜原子

34. 下列属于线粒体的分裂形式的是（　　）

A. 收缩后分离　　　　　　　B. 间壁分离

C. 有丝分裂　　　　　　　　D. 出芽

E. 减数分裂

35. 下列在线粒体中进行的是（　　）

A. 三羧酸循环　　　　　　　B. 电子传递

C. 糖酵解　　　　　　　　　D. 葡萄糖转运

E. 氧化磷酸化

36. 下列关于线粒体形状的说法正确的是（　　）

A. 小肠吸收细胞核上区线粒体呈细丝状

B. 肝细胞的线粒体多为球状

C. 肾小管上皮细胞的线粒体多呈杆状或丝状

D. 脂肪细胞的线粒体多为球状

E. 成纤维细胞的线粒体呈细丝状

37. 线粒体中的化学成分有（　　）

A. 游离脂肪酸　　　　　　　B. 磷脂酰胆碱

C. 卵磷脂　　　　　　　　　D. 磷脂酰乙醇胺

E. 胆固醇

38. 常用的解偶联剂有（　　）

A. 寡霉素　　　　　　　　　B. 2，4 - 二硝基酚

C. 羰基 - 氰 - 对 - 三氟甲氧基苯肼

D. 双香豆素

97

E. 鱼藤酮

39. 与线粒体功能缺陷相关的疾病有（　　）

    A. 高血压
    B. Ⅱ型糖尿病

    C. 老年性痴呆
    D. 帕金森病

    E. 肌阵挛性癫痫

40. ATP 合成酶的组成包括（　　）

    A. OSCP
    B. α 亚基

    C. ε 亚基
    D. γ 亚基

    E. δ 亚基

（二）填空题

1. _____是活细胞生物氧化产生能量的场所，也是细胞的能量转换器。

2. 葡萄糖完全氧化需要经过_____，_____和_____步骤，其中放能生成/形成 ATP 数量最多的是_____。

3. 在电镜下，可以观察到线粒体是由两层单位膜构成的封闭的囊状结构，有_____、_____、_____和_____四个功能区隔。

4. 线粒体嵴膜折叠层中的间隙称_____，其与膜间隙相通，二者合称_____。

5. 高等动物绝大部分细胞的线粒体嵴为_____状嵴；原生动物和一些比较低等动物的线粒体嵴为_____状嵴。

6. 线粒体内膜和外膜在化学组成上的主要区别是脂和蛋白质的比例不同，内膜是_____，外膜是_____。

7. 线粒体基因组的序列（又称剑桥序列）共含_____个碱基对（bp），为一条_____状的 DNA 分子，其中一条为_____，一条为_____。

8. _____、_____和_____等需要高能量的组织特别容易发生线粒体病。

9. 线粒体疾病主要分为两大类：_____和_____疾病，前者病因包括核 DNA 损害、线粒体 DNA 损害和基因组间的通讯障碍，后者主要由毒素、药物和衰老引起的。

10. 一分子的葡萄糖经彻底氧化，其中在线粒体中形成_____个 ATP。

11. 在线粒体内膜上的呼吸链各复合物之间，有两个移动速度较快的电子载体，分别是_____和_____。

12. 线粒体内膜的主要功能有：①_____；②_____；③_____。

13. 在线粒体基质中，一分子丙酮酸彻底氧化稀释出的 H，分别被_____和_____所接受。

（三）名词解释

1. 线粒体嵴

2. 内膜基粒

3. 线粒体 DNA

4. 细胞呼吸

5. 亚线粒体颗粒

6. 间壁分离

7. 氧化磷酸化

（四）问答题

1. 简述线粒体的超微结构？

2. 为什么称线粒体为半自主细胞器？

3. 线粒体内膜的作用是什么？

4. 人类线粒体基因组的特点是什么？

5. 简述线粒体 DNA 突变的致病机制。

二、答案与题解

（一）选择题

A 型题

1. E	2. C	3. D	4. D	5. A
6. A	7. B	8. A	9. A	10. B
11. B				

B 型题

12. B	13. C	14. C	15. A	16. A
17. B	18. E	19. C	20. E	21. C
22. A	23. D	24. E	25. C	26. B
27. A	28. C	29. D	30. B	31. A

X 型题

32. BCD	33. ABCDE	34. ABD	35. ABE	36. ABCD
37. ABCDE	38. BCD	39. BCDE	40. ABCDE	

（二）填空题

1. 线粒体

2. 糖酵解；三羧酸循环；氧化磷酸化；氧化磷酸化

3. 内膜；外膜；膜间隙；基质

4. 嵴内间隙或嵴内腔；外室

5. 板层；小管

6. 1:3；1:1

7. 16569；双链环；重链；轻链

8. 肌肉；心脏；大脑

9. 遗传性；获得性

10. 36 个

11. 泛醌；细胞色素

12. 物质运输；DNA、RNA 合成的场所；电子传递和 ATP 的合成

13. 3 分子 NAD；1 分子 FAD

（三）名词解释

1. 线粒体嵴 线粒体内膜向内室折叠，形成大小及形状不一的，呈隔板状的结构，称为线粒体嵴。

2. 内膜基粒 内膜内表面有纽扣状的重复单位，以细颈附着于内膜的内面，称内膜亚单位（inner membranous subunit），或称内膜基粒。

3. 线粒体 DNA 线粒体的基因组只有一条 DNA，称为线粒体 DNA（mtDNA），它主要编码线粒体的 tRNA、rRNA 及一些线粒体蛋白质。

4. 细胞呼吸 是指细胞利用糖类或脂肪产生的 CO_2 和 H_2O，同时释放出能量形成 ATP 的生物氧化过程。细胞呼吸的主要步骤可简单归纳为：糖酵解；由丙酮酸形成乙酰辅酶 A；进行三羧酸循环；电子传递和化学渗透偶联磷酸化。

5. 亚线粒体颗粒 将线粒体用超声波破碎，线粒体内膜碎片可形成颗粒朝外的小膜泡，称亚线粒体小泡或亚线粒体颗粒，这种小泡具有正常的电子传递和磷酸化的功能。

6. 间壁分离 线粒体分裂时先由内膜向中心皱褶，将线粒体分为两个，常见于鼠肝和植物产生组织中。

7. 氧化磷酸化 底物在氧化过程中（如 TCA 循环），产生高能电子，通过线粒体的电子传递链，将高能电子的能量释放以合成 ATP 的过程。

四、问答题

1. 简述线粒体的超微结构？

在电镜下，线粒体是由两层单位膜构成的封闭的囊状结构：主要有内膜、外膜、膜间隙和基质（内室）四个功能区隔。外膜指线粒体最外层所包绕的一层全封闭的生物膜，表面平滑而有弹性。较质膜薄，厚约 6nm。内膜指外膜内一层平行的单位膜，内膜较外膜稍厚，厚约 7nm。内膜向内室折叠，形成大小及形状不一的线粒体嵴，嵴的形成使得线粒体内膜的表面积大大增加。膜间隙是内外膜之间的腔隙，延伸至嵴的轴心部，腔隙宽约 6~8nm。基质为内膜和嵴包围的空间。

2. 为什么称线粒体为半自主细胞器？

虽然线粒体也能合成蛋白质，但是合成能力有限。线粒体含有的 1000 多种蛋白质中，自身合成的仅十余种。线粒体的核糖体蛋白、氨酰 tRNA 合成酶、许多结构蛋白，都是由核基因编码的，在细胞质中合成后定向转运到线粒体的，因此称线粒体为半自主细胞器。

3. 线粒体内膜的作用是什么？

线粒体是活细胞生物氧化产生能量的场所，它是细胞的能量转换器，三羧酸循环、电子传递及氧化磷酸化均在线粒体进行。线粒体的这种特殊功能和它含有大量的内膜有关。内膜起着两个重要的作用：第一，电子传递过程是在内膜上进行的，它可将氧化反应释放的能量转换成细胞可利用的 ATP。第二，封闭的内室内含有许多酶，可以催化各种细胞化学反应。

4. 人类线粒体基因组的特点是什么？

①人类线粒体的基因排列非常紧凑，除与 mtDNA 复制及转录有关的一小段区域外，无内含子序列。在 37 个基因之间，基因间隔区总共只有 87bp，只占 DNA 总长度的的 0.5%，有时基因有重叠，即前一个基因的最后一段碱基与下一个基因的第一段碱基相衔接。因此，mtDNA 的任何突变都会累及到基因组中一个重要功能区域。②mtDNA 为高效利用 DNA，有 5 个阅读框架，缺少终止密码子。③mtDNA 的突变率高于核中 DNA，并且缺乏修复能力。④mtDNA 为母系遗传。⑤部分 mtDNA 的密码子不同于核内 DNA 的密码子。

5. 简述线粒体 DNA 突变的致病机制。

①线粒体 DNA 丢失。线粒体 TFA 表达减少的机制可能是由于翻译过程受损，进入线粒体障碍和 TFA 的不稳定性。②大规模线粒体 DNA 重排。线粒体 DNA 重排包括缺失和重复，在已发现的各种重排中，"普通缺失"最为常见，缺失区域从线粒体 DNA 第 8482 位到 13460 位。③线粒体 DNA 结构基因的突变。Leber 遗传性视神经病，在已发现的 10 多种突变中，有三个点突变被认为与发病最相关，分别位于线粒体 DNA 第 11778、3460 及 14484 位。④线粒体转移 RNA 基因突变。肌阵挛性癫痫合并破碎红纤维一般被认为是由于线粒体 DNA 上 tRNALys 基因上第 8344 处腺嘌呤到鸟嘌呤的点突变引起。线粒体脑肌病伴乳酸血症和卒中样发作，主要由线粒体 DNA 上的 tRNALeu（UUR）基因第 3243 处发生胸腺嘧啶到鸟嘌呤的点突变引起。⑤线粒体核糖体 RNA 基因的突变。位于 12SrRNA 基因上第 1555 位 A 到 G 的突变，会导致母系遗传的氨基苷类诱导的耳聋和家族性耳聋。

第九章　细胞内膜系统

第一节　内容精要

一、大纲要求

1. 掌握内膜系统的概念，内质网的形态结构、化学组成与功能；信号肽假说；高尔基复合体的形态结构、化学组成与功能；溶酶体的形态结构与特点、类型及功能。膜性结构的相互转变。

2. 熟悉溶酶体的形成机制及与疾病的关系；过氧化物酶体的形态结构与功能。

3. 了解内质网、高尔基复合体的病理变化。

二、重点及难点提示

重点

1. 内质网的形态结构和分类、化学组成与功能；信号肽假说。

2. 高尔基复合体的形态结构、化学组成与功能。

3. 溶酶体的形态结构与特性、类型及功能。膜性结构的相互转变。溶酶体形成的机制及与疾病的关系。

难点

1. 信号肽假说。

2. 溶酶体的形成机制。

三、重点名词解释

1. 细胞内膜系统（endomembrane system）　　内膜系统是相对质膜而论的，是在胞质内，在功能上和发生上具有相互联系的膜相结构的总称。

2. 信号肽（signal peptide）　　信号肽是蛋白质合成中最先被翻译的氨基酸序列，通常由 18 – 30 个疏水氨基酸组成。信号肽可被细胞质溶胶中存在的信号识别颗粒所识别。

3. 信号识别颗粒（signal recognition particle，SRP）　　是由 6 条肽链和 7S 的 RNA 组成，它既能识别特异的信号肽，还能识别粗面内质网膜上的 SRP 受体，又能与核糖体的 A 位点结合。

4. 蛋白质糖基化（protein glycosylation） 是指单糖或寡糖与蛋白质共价结合形成糖蛋白的过程。

5. 初级溶酶体（primary lysosome） 是由高尔基复合体扁平囊边缘膨大而分离出来的囊泡状结构，不含作用底物，仅含水解酶。

6. 次级溶酶体（secondary lysosome） 是由初级溶酶体和将被水解的各种吞噬底物融合形成的，其中含有消化酶、作用底物和消化产物。

7. 自溶作用（autocytolysis） 在一定条件下，溶酶体膜破裂，水解酶溢出致使细胞本身被消化分解，这一过程称为细胞的自溶作用。

8. 异噬作用（heterophagy） 溶酶体对细胞外源性异物的消化过程称为异噬作用。

9. 粒溶作用（granulolysis） 溶酶体分解胞内剩余的分泌颗粒的作用称粒溶作用。

10. 自噬作用（autophagy） 溶酶体消化细胞自身衰亡或损伤的各种细胞器的过程称自噬作用。

11. 膜流（memebrane follow） 细胞膜性结构中膜性成分的相互移位和转移的现象称为膜流。

四、重点难点解析

（一）内质网

1. 内质网的形态结构

内质网是由一层单位膜围成的小管（tubules）、小泡（Vesicle）和扁囊（lamina）三种基本形态所构成，膜厚 5～6nm。这些小管、小泡和扁囊互相分支吻合连通成网状。内质网的形态结构、分布状态和数量多少在不同的细胞中各不相同，这常与细胞类型、生理状态以及分化程度等有关。

2. 内质网的类型

根据内质网表面有无核糖体颗粒附着分为两大类，即粗面内质网（RER）和滑面内质网（SER）。

3. 粗面内质网的功能

粗面内质网的功能有蛋白质合成、加工与修饰及转运。合成蛋白质的种类有分泌蛋白、膜蛋白、内质网腔可溶性驻留蛋白、溶酶体蛋白等。

合成蛋白质过程——信号肽假说，其内容：来自核内的 mRNA 在细胞质中与游离的核糖体结合形成多聚核糖体，并在核糖体上合成一小段肽链约由 18～30 个疏水氨基酸组成，它是个信号分子称信号肽。当多肽链中信号肽部分从核糖体大亚基暴露，被在细胞质基质中存在的一种信号识别颗粒（SRP）识别并结合，同时蛋白质合成被暂停。在内质网膜上有识别 SRP 的受体蛋白，带有 SRP 的信号肽核糖体，在 SRP 指导下与 SRP 受体结合。与此同时，SRP 即离开核糖体，回到细胞质基质中参加它的再循环。SRP 的离开，使 A 位点空出，蛋白质合成重新开始。位于粗面内质网膜内表面的信号肽酶，水解进入内质网腔中的信号肽，与之相连的合成的肽链继续完全进入内质网腔或插入内质网膜成为膜嵌入蛋白质。核糖体在分离因子作用下，脱离内质网重新加入下一个"核糖体循环"。

粗面内质网中合成的蛋白质大部分都需要进行糖基化形成糖蛋白质。蛋白质糖基化有两种连接，即 N－连接糖基化和 O－连接糖基化。蛋白质的糖基化是通过糖基转移酶的催化作用而完成的。粗面内质网进行 N－连接糖基化。粗面内质网内进行的糖基化过程是在粗面内质网进行蛋白质合成过程中同时进行的。

粗面内质网合成蛋白质的转运。由于粗面内质网膜上的核糖体主要合成外输性蛋白质，因此，这些蛋白质在粗面内质网合成、加工（糖基化）后，内质网膜以出芽的方式将蛋白质包裹形成膜性转运小泡，以囊泡的形式进行运输。

4. 滑面内质网的功能

不同类型细胞中滑面内质网的功能各有不同。在肾上腺皮质细胞、睾丸间质细胞、卵巢黄体细胞等分泌类固醇激素的细胞中，具有脂质和固醇的合成与运输功能；肝细胞中参与糖原的合成与分解和解毒作用；肌肉细胞中参与肌肉的收缩。

5. 内质网的病理变化

内质网是比较敏感的细胞器，在各种因素如缺氧、射线、化学毒物和病毒等作用下，会发生病理变化。如内质网肿胀、肥大、和某些物质的累积。

（二）高尔基复合体

1. 高尔基复合体的形态结构

动物细胞中高尔基复合体是极性细胞器，分为三部分：顺面高尔基网络、中央扁平囊、反面高尔基网络。小囊泡（运输小泡）与高尔基复合体扁平囊泡融合，使高尔基复合体膜成分得到不断补充，大囊泡（分泌泡）膜与细胞膜融合、将分泌物排出，使扁平囊膜不断被消耗。可见，内质网、小囊泡、扁平囊、大囊泡、细胞膜之间膜成分不断地新陈代谢，并保持了一个动态平衡。

2. 高尔基复合体的化学组成

高尔基复合体的化学组成有蛋白质和脂类。高尔基复合体含有多种酶，如催化糖及蛋白质生物合成的糖基转移酶、催化糖脂合成的磺基－糖基转移酶以及酪蛋白磷酸激酶、甘露糖苷酶、催化磷脂合成的转移酶、磷脂酶等。其中糖基转移酶被认为是高尔基复合体的特征性酶。

3. 高尔基复合体的功能

高尔基复合体的主要功能是参与细胞的分泌活动，对来源于内质网合成的蛋白质进行糖基化等加工修饰，并将各种蛋白产物进行分选和发送。此外，高尔基复合体在细胞内膜系统的运输过程中起着重要交通枢纽作用。

高尔基复合体在蛋白质糖基化中起着重要的修饰加工作用。O－连接的糖基化主要或全部发生在高尔基复合体内，而在内质网腔内合成的 N－连接的寡糖蛋白还必须在高尔基复合体内进行进一步的加工修饰，由此形成的糖蛋白的寡糖链在结构上呈现多样化差异。糖基化可以为各种蛋白质打上不同的标志，以利于高尔基复合体的分类和包装，同时保证糖蛋白从粗面内质网向高尔基复合体膜囊单方向进行转移；糖基化还会帮助蛋白质在成熟过程折叠成正确的构象；此外，蛋白质经过糖基化后使其稳定性增加。

高尔基复合体参与蛋白质的分选和运输。

高尔基复合体参与溶酶体的形成。溶酶体酶含有 6 - 磷酸 - 甘露糖（M - 6 - P），在高尔基复合体的内膜上有 M - 6 - P 的受体，能特异地与溶酶体酶糖链末端的 M - 6 - P 结合，引导溶酶体酶聚集形成有被小囊，有被小囊失去外被，装有溶酶体酶前体的运输小泡与晚胞内体融合，在晚胞内体的酸性环境下，溶酶体酶前体与 M - 6 - P 受体分离，溶酶体酶前体上的磷酸基团也从甘露糖上脱落，这时溶酶体酶前体就成为成熟的溶酶体水解酶，前溶酶体也成为成熟溶酶体。

高尔基复合体与细胞内膜的交通。高尔基复合体不仅是蛋白质加工修饰的场所，也是细胞内合成物质的转运站，在转运物质的过程中，高尔基复合体的膜也发生了变化和转移，所以高尔基复合体是一个不断变化的动态结构，在细胞内膜泡蛋白运输中起着重要的交通枢纽作用。

4. 高尔基复合体的病理变化

高尔基复合体在各种病理条件下会发生不同程度的形态和数量变化。高尔基复合体的肥大或萎缩；高尔基复合体内容物的变化；癌细胞内的高尔基复合体的变化。

（三）溶酶体

1. 溶酶体的结构特点

溶酶体是由一层厚约 6nm 的单位膜围界而成的球形或卵圆形囊状结构，大小不一，内含物的电子密度较高，故着色深，因此易与其他泡状细胞器区别。溶酶体含有丰富的酸性水解酶，酸性磷酸酶作为溶酶体的标志酶。

2. 溶酶体的酶

溶酶体中含有 40 余种酸性水解酶，这些酶能将蛋白质、多糖、脂类和核酸等水解为小分子物质。不同类型细胞内溶酶体酶的种类和比例不同。即使在同一细胞内不同的溶酶体中，酶的种类和数量也不相同。

3. 溶酶体的膜

溶酶体的膜脂质双层中以鞘磷脂居多，抵御本身酸性水解酶的侵蚀。溶酶体膜上有多种载体蛋白，可将经水解消化后的产物向外转运，这些分解产物进入胞质内可被细胞再利用，或者被排出于细胞外。

溶酶体酶最适 pH 值为 5.0，溶酶体膜上含有一种特殊的转运蛋白——质子泵（proton pump），质子泵可利用 ATP 水解时释放出的能量将 H^+ 泵入溶酶体内，从而维持溶酶体内的酸性 pH 值，使水解酶发挥最有效的作用。

构成溶酶体膜的蛋白质是高度糖基化的，其糖基朝向溶酶体内，这可保护溶酶体膜免受溶酶体内蛋白酶的消化。

4. 溶酶体的类型

根据溶酶体的形成过程和功能状态可将溶酶体分为初级溶酶体、次级溶酶体和残余小体。次级溶酶体又可分为异噬性溶酶体和自噬性溶酶体。常见的残余小体有脂褐质、多泡体、髓样结构和含铁小体等。

5. 溶酶体的功能

溶酶体主要功能是消化作用，可消化多种内源性和外源性物质。此外还参与机体的某些生理活动和发育过程。

（1）自噬作用　溶酶体消化细胞自身衰亡或损伤的各种细胞器的过程称自噬作用。溶酶体对细胞内衰老破损的细胞器进行消化分解，可供细胞再利用，对细胞结构的更新具有十分积极的意义。

（2）异噬作用　溶酶体对细胞外源性异物的消化过程称为异噬作用。这些异物包括作为营养成分的大分子颗粒，以及细菌、病毒等。异物经吞噬作用进入细胞，形成吞噬体（phagosome）；或经胞饮作用形成吞饮泡（pinosome）。吞噬体或吞饮泡进入细胞后，其膜与初级溶酶体膜相融合，成为次级溶酶体，异物在次级溶酶体中被水解酶消化分解成小分子，透过溶酶体膜扩散到细胞基质中供细胞利用，不能被消化的成分仍然留在吞噬性溶酶体内形成残余小体，多数的残余小体经出胞作用排出细胞外，但是某些细胞如神经细胞、肝细胞、心肌细胞等的残余小体不被释放，仍蓄积在细胞质中形成脂褐质。

（3）对细胞外物质的消化　某些情况下溶酶体可通过胞吐方式，将溶酶体酶释放到细胞之外，消化细胞外物质，这种现象体现在受精过程和骨质更新方面。例如，溶酶体能协助精子与卵细胞受精，精子头部的顶体（acrosome）实际上是一种特化的溶酶体，顶体内含有透明质酸酶、酸性磷酸酶及蛋白水解酶等多种水解酶类。当精子与卵细胞的外被接触后，顶体膜与精子的质膜融合并形成孔道，此时顶体内的水解酶可通过孔道释放出来，消化分解掉卵细胞的外被滤泡细胞，并协助精子穿过卵细胞各层膜的屏障而顺畅进入卵内实现受精。在骨骼发育过程中，破坏骨质的破骨细胞与造骨的成骨细胞共同担负骨组织的连续改建过程，其中破骨细胞的溶酶体放出来的酶参与陈旧骨基质的吸收、消除，是骨质更新的一个重要步骤。

（4）溶酶体的自溶作用与器官发育　在一定条件下，溶酶体膜破裂，水解酶溢出致使细胞本身被消化分解，这一过程称为细胞的自溶作用。如两栖类蛙的变态发育过程中，蝌蚪尾部逐渐退化消失，这是尾部细胞自溶作用的结果。

在非正常生理条件下，例如在死亡细胞内溶酶体膜破裂得十分迅速。高等动物死亡后消化道黏膜很快就腐败，也正是由于溶酶体膜破裂的结果。在多细胞动物机体正常生命过程中，一些细胞死亡后，其内的溶酶体膜破裂，对于死亡细胞的清除是有意义的。当细胞突然缺氧或受某种毒素作用时，溶酶体膜可以在细胞内破裂，其中大量的水解酶释放到细胞质中，消化了细胞自身，同时向细胞外扩散，造成组织损伤或坏死。

（5）溶酶体与激素分泌的调节　在分泌激素的腺细胞中，当细胞内激素过多时，溶酶体与细胞内部分分泌颗粒融合，将其消化降解以消除细胞内过多激素，参与分泌过程的调节，把溶酶体分解胞内剩余的分泌颗粒的作用称粒溶作用（granulolysis）或分泌自噬。如母鼠在哺乳期，乳腺细胞机能旺盛，细胞中分泌颗粒丰富，一旦停止授乳，这种细胞内多余的分泌颗粒，即与初级溶酶体融合而被分解，重新利用。此外，某些激素如甲状腺激素也是在溶酶体的参与下完成的，在甲状腺滤泡上皮细胞内合成的甲状腺球蛋白，分泌到滤泡腔内被碘化后，又重新吸收到滤泡上皮细胞内（通过上皮细胞胞吞作用）形成大胶滴，大胶滴与溶酶体融合，由蛋白水解酶将甲状腺球蛋白分解，形成大量的甲状腺激素四碘甲状腺原氨酸（T_4）和少量三碘甲状腺原氨酸（T_3），甲状腺素由细胞转入血液中。

6. 溶酶体与疾病的关系

①先天性溶酶体病。由于基因缺陷引起酶蛋白合成障碍，缺乏某种溶酶体酶，导致相应的作用底物不能被分解而积累于溶酶体内，造成溶酶体过载，从而引起各种病理变化。例如，Ⅱ型糖原累积病和台－萨氏病（Tay－Sachs disease）又称黑蒙性先天愚病。②溶酶体自溶作用形成矽肺。③溶酶体膜脆性增加与类风湿性关节炎。④溶酶体与肿瘤的关系。

（四）过氧化物酶体

1. 过氧化物酶体的形态结构和化学组成

过氧化物酶体是由一层单位膜包裹的球形或卵圆形小体，直径约 0.5μm，小体中央常含有电子密度较高，呈规则的结晶状结构，称类核体（nucleoid）。类核体为尿酸氧化酶的结晶。人类和鸟类的过氧化物酶体不含尿酸氧化酶，故没有类核体。在哺乳动物中，只有在肝细胞和肾细胞中可观察到典型的过氧化物酶体。

过氧化物酶体中含有 40 多种酶，如尿酸氧化酶、过氧化氢酶等。每个过氧化物酶体所含氧化酶的种类和比例不同，但是过氧化氢酶则存在于所有细胞的过氧化物酶体中，所以过氧化氢酶可视为过氧化物酶体的标志酶。

2. 过氧化物酶体的功能

各种过氧化物酶体的功能有所不同，但氧化多种作用底物，催化过氧化氢生成并使其分解的功能却是共同的。在氧化底物的过程中，氧化酶能使氧还原成为过氧化氢，而过氧化氢酶能把过氧化氢还原成水。过量饮酒造成的酒精中毒，约有一半是经过过氧化物酶体的氧化分解来解毒的。所以过氧化物酶体在肝、肾细胞内主要的功能是防止产生过量的过氧化氢，以免引起细胞中毒，对细胞起着保护作用。

（五）膜流

细胞内膜相结构的细胞器彼此有一定的联系，并可相互转变。如内质网的膜与核膜相连，高尔基复合体的膜与内质网膜又有密切联系，是处于一种积极的动态平衡。这种细胞膜相结构中膜性成分的相互移位和转移的现象称为膜流。细胞通过膜流，进行物质分配和运输。现在认为引导膜流和保持膜转化的机制与膜受体和膜内笼形蛋白有关。膜流现象不仅说明细胞膜系统经常处于运动和变化状态，使膜性细胞器的膜成分不断得到补充和更新，并与外界相适应，以维持细胞的生存和代谢，而且在物质运输上起着重要的作用。

第二节 习题与答案

一、习题

（一）选择题

A 型题

1. 高尔基复合体不具有的功能是（ ）
   A. 糖蛋白的合成　　　B. 溶酶体的形成
   C. 细胞的分泌　　　　D. 糖原的合成和分解
   E. 蛋白质的分选

2. 胰腺外分泌细胞中的酶原颗粒来自（ ）
   A. 高尔基复合体　　　B. 滑面内质网
   C. 粗面内质网　　　　D. 核蛋白体
   E. 线粒体

3. 细胞内过剩的分泌颗粒经溶酶体溶解是（ ）
   A. 吞噬作用　　　　　B. 粒溶作用
   C. 异噬作用　　　　　D. 自溶作用
   E. 自噬作用

4. 不属于内膜系统的结构有（ ）
   A. 内质网　　　　　　B. 核糖体
   C. 高尔基复合体　　　D. 溶酶体
   E. 过氧化物酶体

5. 与真核细胞的粗面内质网直接接触的是（ ）
   A. 60S 的大亚基　　　B. 40S 的小亚基
   C. 30S 的小亚基　　　D. 50S 的大亚基
   E. 70S 的核糖体

6. 下述哪种蛋白质的合成与粗面内质网无关（ ）
   A. 细胞质结构蛋白　　B. 肽类激素
   C. 抗体蛋白　　　　　D. 溶酶体蛋白
   E. 膜蛋白

7. 粗面内质网不具备的功能是（ ）
   A. 核蛋白体附着支架　B. 参与蛋白质合成
   C. 参与肌肉收缩　　　D. 物质运输的管道
   E. 参与膜蛋白合成

8. 高尔基复合体的小囊泡主要来自（ ）

A. 溶酶体　　　　　　　B. 粗面内质网

C. 微粒体　　　　　　　D. 滑面内质网

E. 线粒体

9. 高尔基复合体的主要生物学功能是（　　）

A. 合成蛋白质　　　　　B. 合成脂类

C. 对蛋白质进行加工和转运

D. 参与细胞氧化过程

E. 合成能量

10. 高尔基复合体最重要的组成部分是（　　）

A. 扁平囊　　　　　　　B. 大囊泡

C. 小囊泡　　　　　　　D. 分泌泡

E. 运输小泡

11. 下述哪种细胞无内质网（　　）

A. 淋巴细胞　　　　　　B. 哺乳动物成熟红细胞

C. 变形细胞　　　　　　D. 癌细胞

E. 肌细胞

12. 所含的内质网全为 RER 的细胞是（　　）

A. 平滑肌细胞　　　　　B. 癌细胞

C. 胚细胞　　　　　　　D. 胰腺外分泌细胞

E. 红细胞

13. 滑面内质网的标志酶是（　　）

A. 胰淀粉酶　　　　　　B. 糖基转移酶

C. 甘露糖 - 6 - 磷酸酶　　D. 葡萄糖 - 6 - 磷酸酶

E. 酸性水解酶

14. 高尔基复合体的特征性酶是（　　）

A. 磷酸酯酶　　　　　　B. 酪蛋白磷酸激酶

C. 糖基转移酶　　　　　D. 葡萄糖 - 6 - 磷酸酶

E. 酸性水解酶

15. 真核细胞中，对细胞有毒害作用的过氧化氢在（　　）被分解

A. 核糖体　　　　　　　B. 线粒体

C. 溶酶体　　　　　　　D. 过氧化物酶体

E. 高尔基复合体

16. 能分解蛋白质、脂类、核酸、糖类的细胞器是（　　）

A. 核糖体　　　　　　　B. 线粒体

C. 溶酶体　　　　　　　D. 过氧化物酶体

E. 高尔基复合体

17. N - 连接的糖基化一般发生在（　　）

A. 粗面内质网胞质面　　　B. 粗面内质网腔面

C. 高尔基复合体　　　　　D. 内质网和高尔基复合体

E. 滑面内质网

18. 精子的顶体相当于特化的 （　　）

A. 内质网　　　　　　　　B. 线粒体

C. 中心体　　　　　　　　D. 溶酶体

E. 核糖体

19. 残余小体中哪个不能从细胞中排出 （　　）

A. 脂褐质　　　　　　　　B. 多泡体

C. 含铁小体　　　　　　　D. 髓样结构

E. 以上都不能

20. 关于过氧化物酶体，下列叙述不正确的是 （　　）

A. 过氧化物酶体的标志酶是过氧化氢酶

B. 过氧化物酶体是由一层单位膜围成的球形或卵圆形小体

C. 过氧化物酶体只存在于肝细胞中

D. 过氧化物酶体也称微体

E. 过氧化物酶体含有 40 多种酶

21. 在下列各项中，含高尔基复合体和核糖体较多的细胞是 （　　）

A. 肌细胞　　　　　　　　B. 汗腺细胞

C. 神经胶质细胞　　　　　D. 胰腺外分泌细胞

E. 红细胞

22. 下列细胞中不能合成蛋白质的是 （　　）

A. 胰腺细胞　　　　　　　B. 肠黏膜细胞

C. 哺乳动物成熟的红细胞

D. 癌细胞　　　　　　　　E. 干细胞

23. 下列各种细胞器中与高尔基复合体的膜结构最相似的是 （　　）

A. 线粒体　　　　　　　　B. 叶绿体

C. 内质网　　　　　　　　D. 溶酶体

E. 细胞核膜

24. 内质网通常占细胞内膜系统 （　　）

A. 80%　　　　　　　　　B. 10%

C. 20%　　　　　　　　　D. 50%

E. 30%

25. 蛋白质涉及 O－连接寡糖的糖基化作用发生在 （　　）

A. 粗面内质网内　　　　　B. 高尔基体内

C. 滑面内质网内　　　　　D. 内质网或高尔基体内

E. 核糖体

26. 溶酶体的水解酶形成6-磷酸甘露糖标志的受体存在于 （　　）

    A. 粗面内质网　　　　　　　B. 溶酶体

    C. 滑面内质网　　　　　　　D. 高尔基复合体

    E. 核糖体

27. 通常在电镜下见到核膜的外膜与 （　　） 结构相连

    A. 微管　　　　　　　　　　B. 高尔基复合体

    C. 粗面内质网　　　　　　　D. 滑面内质网

    E. 线粒体

28. 原核细胞无内质网，由下述哪一结构代行类似的职能 （　　）

    A. 线粒体　　　　　　　　　B. 高尔基体

    C. 核膜　　　　　　　　　　D. 细胞膜

    E. 核糖体

29. SRP 的组成是 （　　）

    A. 蛋白质和 DNA　　　　　B. 蛋白质和 RNA

    C. 糖蛋白　　　　　　　　　D. DNA 和 RNA

    E. 脂蛋白

30. 催化磷脂合成各步反应的酶位于 （　　）

    A. 内质网腔　　　　　　　　B. 内质网膜细胞基质一侧

    C. 高尔基体反面膜囊　　　　D. 高尔基体顺面膜囊

    E. 核糖体

31. 内含分泌物质的浓缩泡来自于 （　　）

    A. 粗面内质网　　　　　　　B. 高尔基体顺面

    C. 高尔基体反面　　　　　　D. 滑面内质网

    E. 溶酶体

32. 溶酶体中所有酶都有的共同标志是 （　　）

    A. 6-磷酸甘露糖　　　　　B. 6-磷酸葡萄糖

    C. 1-磷酸葡萄糖　　　　　D. 6-磷酸果糖

    E. 6-磷酸半乳糖

33. 肝细胞对有害代谢产物的解毒作用主要是靠下列哪种结构完成的 （　　）

    A. 溶酶体　　　　　　　　　B. 粗面内质网

    C. 高尔基体　　　　　　　　D. 滑面内质网

    E. 线粒体

34. 肌细胞中，Ca^{2+} 的摄入与释放与下列结构有关 （　　）

    A. 粗面内质网　　　　　　　B. 滑面内质网

    C. 过氧化酶体　　　　　　　D. 溶酶体

    E. 线粒体

35. 下列不属于溶酶体酶的是 （　　）

A. 磷酸酶类　　　　　　B. 半乳糖转移酶类

C. 蛋白酶类　　　　　　D. 核酸酶类

E. 水解酶类

36. 位于高尔基复合体形成面的囊泡称为 （　　）

A. 小囊泡　　　　　　　B. 大囊泡

C. 扁平囊　　　　　　　D. 分泌泡

E. 浓缩泡

37. 关于膜流方向下面正确的是 （　　）

A. 质膜→大囊泡→高尔基复合体

B. 高尔基复合体→粗面内质网→质膜

C. 粗面内质网→高尔基复合体→滑面内质网

D. 内质网→高尔基复合体→质膜

E. 高尔基复合体→质膜→滑面内质网

38. 初级溶酶体与次级溶酶体的区别在于 （　　）

A. 初级溶酶体不含作用底物

B. 初级溶酶体不含水解酶

C. 初级溶酶体中的水解酶不成熟

D. 初级溶酶体内不是酸性环境

E. 初级溶酶体一般体积较大

39. 对自溶作用的叙述下列正确的是 （　　）

A. 溶酶体分解胞内营养物质

B. 对细胞自身结构的消化分解

C. 对细菌颗粒的消化分解

D. 是细胞本身被水解酶消化分解

E. 对细胞内剩余颗粒的消化分解

40. 过氧化物酶体内所含有的主要酶为 （　　）

A. 碱性水解酶　　　　　B. 氧化酶和过氧化物酶

C. 酸性水解酶　　　　　D. 酸性磷酸酶

E. 糖基转移酶

41. 作为核糖体的支架的细胞器是 （　　）

A. 粗面内质网　　　　　B. 滑面内质网

C. 高尔基复合体　　　　D. 溶酶体

E. 线粒体

42. 分泌性蛋白的合成一般发生在 （　　）

A. 附着核糖体　　　　　B. 游离核糖体

C. 滑面内质网　　　　　D. 高尔基体

E. 线粒体

112

43. 由内质网出芽而形成的结构为 (   )

    A. 附着核糖体   B. 高尔基体

    C. 滑面内质网   D. 小囊泡

    E. 大囊泡

44. 衰老的细胞器被膜包裹形成的结构是 (   )

    A. 异噬体   B. 自噬体

    C. 初级溶酶体   D. 次级溶酶体

    E. 自噬性溶酶体

45. 跨膜蛋白整合到内质网膜上，与新生肽链的哪种成分有关 (   )

    A. 分子伴侣   B. 衣被小泡

    C. 信号肽   D. 信号识别颗粒

    E. 膜受体

46. 在匀浆和离心的过程中，细胞中破碎的内质网常形成近似球形的囊泡结构，称为 (   )

    A. 脂质体   B. 微体

    C. 微粒体   D. 溶酶体

    E. 过氧化物酶体

47. 肌质网膜上的主要膜蛋白是 (   )

    A. Na^+-K^+-ATP 酶   B. $Mg^{2+}-ATP$ 酶

    C. $Ca^{2+}-ATP$ 酶   D. 氢质子泵

    E. 以上都不是

B 型题

48～52 题备选答案

    A. 合成蛋白质   B. 合成脂质

    C. 合成能量   D. 对蛋白质的加工和分选

    E. 合成 RNA

48. 滑面内质网的功能是 (   )

49. 粗面内质网的功能是 (   )

50. 高尔基复合体的功能是 (   )

51. 线粒体的功能是 (   )

52. 核仁的功能是 (   )

53～57 题备选答案

    A. 糖基转移酶   B. 过氧化氢酶

    C. 葡萄糖 -6 -磷酸酶 D. 尿酸氧化酶

    E. 酸性水解酶

53. 过氧化物酶体的特征性酶是 (   )

54. 高尔基复合体的特征性酶是 (   )

55. 溶酶体的特征性酶是（ ）

56. 内质网的标志酶是（ ）

57. 类核体所含的酶是（ ）

58～62题备选答案

    A. 氢质子泵   B. 钠－钾泵

    C. 6－磷酸－甘露糖   D. 钙泵

    E. KDEL 信号

58. 维持神经细胞外电位的是（ ）

59. 调节肌细胞收缩的是（ ）

60. 维持溶酶体酸性环境的是（ ）

61. 溶酶体蛋白的分选信号是（ ）

62. 内质网蛋白的分选信号是（ ）

63～67题备选答案

    A. 异噬作用   B. 自噬作用

    C. 自溶作用   D. N－连接

    E. O－连接

63. 粗面内质网腔中进行的糖基化主要是（ ）

64. 高尔基复合体中进行的糖基化主要是（ ）

65. 吞噬细菌是（ ）

66. 尸体腐烂是（ ）

67. 清除衰老细胞器是（ ）

X 型题

68. 核糖体附着于（ ）

    A. 细胞膜   B. 粗面内质网

    C. 核外膜   D. 高尔基复合体

    E. 核内膜

69. 内质网的病理改变表现为（ ）

    A. 肿胀   B. 肥大

    C. 脱颗粒   D. 解聚

    E. 内含物的累积

70. 高尔基复合体分布在接近细胞核的那一极的细胞有（ ）

    A. 胰腺细胞   B. 肝细胞

    C. 甲状腺细胞   D. 肠上皮黏液细胞

    E. 肾细胞

71. 构成内质网膜的单位结构有（ ）

    A. 小管   B. 小泡

    C. 大囊泡   D. 扁囊

E. 颗粒小体

72. 蛋白质的糖基化与下列哪些细胞器有关（   ）

    A. 内质网   B. 高尔基体

    C. 溶酶体   D. 过氧化物酶体

    E. 线粒体

73. 参与膜流的主要细胞器是（   ）

    A. 内质网   B. 高尔基体

    C. 细胞膜   D. 溶酶体

    E. 中心体

74. 粗面内质网在下列哪种细胞中，非常发达（   ）

    A. 肌细胞   B. 分泌细胞

    C. 浆细胞   D. 神经细胞

    E. 红细胞

75. 粗面内质网在下列哪种细胞中较为稀少（   ）

    A. 未分化的细胞   B. 浆细胞

    C. 肌细胞   D. 脂肪细胞

    E. 分泌细胞

76. 滑面内质网在下列哪种细胞中发达（   ）

    A. 肌细胞   B. 肝细胞

    C. 脂肪细胞   D. 睾丸间质细胞

    E. 神经细胞

77. 过氧化物酶体常含有的酶是（   ）

    A. 酸性磷酸酶   B. 过氧化氢酶

    C. 碱性磷酸酶   D. 氧化酶

    E. DNA 聚合酶

78. 细胞内膜系统包括（   ）

    A. 内质网   B. 高尔基体

    C. 过氧化物酶体   D. 溶酶体

    E. 线粒体

79. 粗面内质网合成（   ）

    A. 分泌蛋白   B. 膜蛋白

    C. 驻留蛋白   D. 溶酶体蛋白

    E. 糖类

80. 粗面内质网具有下述（   ）功能

    A. 核糖体附着支架   B. 参与蛋白质的合成、转运

    C. 解毒作用   D. 肌肉收缩

    E. 糖类的合成与分解

81. 滑面内质网具有下述功能（　　）

    A. 肌肉收缩   B. 解毒作用

    C. 糖原的合成与分解   D. 固醇类激素的合成

    E. 参与蛋白质的合成、转运

（二）填空题

1. 可进行分泌蛋白合成的细胞器是＿＿＿＿。

2. 可进行蛋白质分选的细胞器是＿＿＿＿。

3. 过氧化物酶体的标志酶是＿＿＿＿。

4. 高尔基复合体具有特征性的结构是＿＿＿＿。

5. 根据溶酶体的形成过程和功能状态，可将溶酶体分为＿＿＿＿和＿＿＿＿、＿＿＿＿。

6. 溶酶体酶来源于＿＿＿＿，溶酶体膜来自于＿＿＿＿。

7. 具有细胞内消化、保护及防御功能的细胞器是＿＿＿＿。

8. 溶酶体酶进行水解作用最适 pH 值＿＿＿＿。

9. 粗面内质网膜上的核糖体，合成的主要是＿＿＿＿蛋白质，游离于细胞质中的核糖体合成的主要是＿＿＿＿蛋白质。

10. 糖原的分解与＿＿＿＿有关，是由于该细胞器上含有＿＿＿＿酶。

11. 骨骼肌中的肌质网，在肌纤维中能摄取和释放＿＿＿＿，以参与肌肉＿＿＿＿的活动。

12. 1898 年高尔基用银染技术研究＿＿＿＿细胞时，发现细胞质内有嗜银的网状结构，称之为＿＿＿＿。

13. 电镜下，高尔基复合体是由重叠的＿＿＿＿、＿＿＿＿和＿＿＿＿三种基本形态所组成的膜性结构。

14. 高尔基复合体扁平囊有极性，靠近细胞中心而面向细胞核的为＿＿＿＿面，靠近细胞膜的为＿＿＿＿面。

15. O－连接寡聚糖蛋白主要或全部是在＿＿＿＿内合成的，N－连接寡聚糖蛋白是在＿＿＿＿内合成的。

16. Ⅱ型糖原累积病是先天性溶酶体病，此种病人溶酶体中缺乏＿＿＿＿，故不能将＿＿＿＿分解成葡萄糖，而在肝脏和肌肉内大量蓄积，使器官严重损伤。

17. 矽肺是粉尘作业工人的一种职业病，其病因与＿＿＿＿有关。

18. 哺乳动物细胞内，过氧化物酶体中常常含有一个由＿＿＿＿组成的晶体结构，叫做＿＿＿＿。

19. 初级溶酶体内只含有＿＿＿＿，但没有＿＿＿＿。

20. 次级溶酶体除含有已被激活的消化酶外，还有＿＿＿＿和＿＿＿＿。

21. 次级溶酶体根据其作用底物的来源不同分为＿＿＿＿和＿＿＿＿。

（三）名词解释

1. 细胞内膜系统
2. 信号肽
3. SRP
4. 蛋白质糖基化
5. N－连接的糖基化
6. O－连接的糖基化
7. 分子伴侣
8. 初级溶酶体
9. 次级溶酶体
10. 自溶作用
11. 异噬作用
12. 粒溶作用
13. 自噬作用
14. 膜流
15. 微粒体
16. 肌质网
17. 残余小体
18. 顶体

（四）问答题

1. 内质网分为几种？在形态和功能上各有何特点？
2. 信号肽假说的主要内容是什么？
3. 简述蛋白质糖基化的基本类型及其生物学作用。
4. 粗面内质网是如何对蛋白质进行糖基化的？
5. 简述滑面内质网的功能。
6. 滑面内质网是如何参与肝细胞维持血液中葡萄糖水平的恒定？
7. 简述肝细胞解毒作用的机理。
8. 高尔基复合体与胰岛素的生成。
9. 溶酶体的特点。
10. 简述溶酶体与甲状腺激素的合成。
11. 简述溶酶体参与的受精作用。
12. 过氧化物酶体有何主要功能？
13. 何谓内膜系统？其组成部分的功能如何？
14. 比较自噬作用和吞噬作用。
15. 自噬作用对细胞的生命活动有什么意义？

16. 过氧化物酶体与溶酶体的主要区别?

17. 蛋白质的合成与哪些超微结构有关?

18. 说明初级溶酶体和次级溶酶体的形成过程。

19. 试述矽肺形成的原因。

20. 溶酶体有哪些功能? 人类的哪些疾病与溶酶体密切相关?

21. 试述溶酶体的发生过程。

22. 试述高尔基复合体的超微结构及其主要功能。

23. 何谓膜流? 它对细胞生物活动具有什么意义?

24. 试比较组成性分泌途径和调节性分泌途径。

25. 何谓蛋白质分选? 其分选途径和类型有哪些?

二、答案与题解

(一) 选择题

A 型题

1. D	2. A	3. B	4. B	5. A
6. A	7. C	8. B	9. C	10. A
11. B	12. D	13. D	14. C	15. D
16. C	17. B	18. D	19. A	20. C
21. D	22. C	23. C	24. D	25. D
26. D	27. C	28. D	29. B	30. B
31. C	32. A	33. D	34. B	35. B
36. A	37. D	38. A	39. D	40. B
41. A	42. A	43. D	44. B	45. C
46. C	47. C			

B 型题

48. B	49. A	50. D	51. C	52. E
53. B	54. A	55. E	56. C	57. D
58. B	59. D	60. A	61. C	62. E
63. D	64. E	65. A	66. C	67. B

X 型题

68. BC	69. ABCDE	70. ACD	71. ABD	72. AB
73. ABCD	74. BC	75. ACD	76. ABCD	77. BD
78. ABCD	79. ABCD	80. AB	81. ABCD	

(二) 填空题

1. 粗面内质网

2. 高尔基复合体

3. 过氧化氢酶

4. 扁平囊

5. 初级溶酶体；次级溶酶体；残余小体

6. 粗面内质网；高尔基复合体

7. 溶酶体

8. 5

9. 分泌性；结构

10. 滑面内质网；6－磷酸－葡萄糖

11. 钙离子；收缩

12. 神经细胞；高尔基复合体

13. 扁平囊；小囊泡；大囊泡

14. 形成；成熟

15. 高尔基复合体；内质网

16. α－葡萄糖苷酶；糖原

17. 溶酶体

18. 尿酸氧化酶；类核体

19. 酶；作用底物

20. 作用底物和消化产物

21. 自噬性溶酶体；异噬性溶酶体

（三）名词解释

1. 细胞内膜系统（endomembrane system） 内膜系统是相对质膜而论的，是在胞质内，在功能上和发生上具有相互联系的膜相结构的总称。

2. 信号肽（signal peptide） 信号肽是蛋白质合成中最先被翻译的氨基酸序列，通常由 18～30 个疏水氨基酸组成。信号肽可被细胞质溶胶中存在的信号识别颗粒所识别。

3. SRP（signal recognition particle） 是由 6 个多肽亚单位和一分子的 7S 的 RNA 组成的 11S 核糖体蛋白，它既能识别特异的信号肽，还能识别粗面内质网膜上的 SRP 受体，又可以与核糖体的 A 位点结合。

4. 蛋白质糖基化（protein glycosylation） 在糖基转移酶的催化下，单糖或寡糖与蛋白质的氨基酸残基通过共价结合形成糖蛋白的过程。

5. N－连接的糖基化（N－linked glycosylation） 寡聚糖链与蛋白质的天冬酰胺残基侧链上的 $-NH_2$ 连接，在粗面内质网腔中进行。

6. O－连接的糖基化（O－linked glycosylation） 寡聚糖与蛋白质的酪氨酸、丝氨酸和苏氨酸残基侧链上的 $-OH$ 连接，主要或全部发生在高尔基复合体内。

7. 分子伴侣（molecular chaperone） 细胞中某些蛋白质分子能特异地识别新生

肽链或部分折叠的多肽并与之结合，帮助这些多肽进行折叠、装配和转运，但其本身并不参与最终产物的形成，只起陪伴作用，故而得名。

8. 初级溶酶体（endo lysosome） 初级溶酶体是由高尔基复合体扁平囊边缘膨大而分离出来的囊泡状结构，不含作用底物。

9. 次级溶酶体（phagolysosome） 是由初级溶酶体和将被水解的各种吞噬底物融合形成的，其中含有消化酶、作用底物和消化产物。

10. 自溶作用（autocytolysis） 在一定条件下，溶酶体膜破裂，水解酶溢出致使细胞本身被消化分解，这一过程称为细胞的自溶作用。

11. 异噬作用（heterophagy） 溶酶体对细胞外源性异物的消化过程称为异噬作用。

12. 粒溶作用（granulolysis） 溶酶体分解胞内剩余的分泌颗粒的作用称粒溶作用。

13. 自噬作用（autophagy） 溶酶体消化细胞自身衰亡或损伤的各种细胞器的过程称自噬作用。

14. 膜流（membrane follow） 细胞膜相结构中膜性成分的相互移位和转移的现象称为膜流。

15. 微粒体（microsome） 微粒体不是细胞内的一种固有结构，而是内膜系统中各组分的膜断片自然卷曲而成的封闭小泡。表面附有核糖体的为粗面微粒体；表面光滑没有核糖体附着的为滑面微粒体；可以把微粒体作为研究内质网的材料。

16. 肌质网（sarcoplasmic reticulum） 在心肌和骨骼肌细胞中的一种特殊内质网，肌质网的作用是调节肌细胞中 Ca^{2+} 的浓度，肌质网释放 Ca^{2+} 于肌纤维丝之间，通过肌钙蛋白等一系列相关蛋白的构象改变和位置变化引起肌肉收缩。当肌肉松弛时，肌质网上的 Ca^{2+} 泵将 Ca^{2+} 泵回肌质网。故肌细胞中的滑面内质网通过释放和摄取 Ca^{2+} 参与肌肉的运动。

17. 残余小体（residual body） 又称后溶酶体（post－lysosome），已失去酶活性，仅留一些未被消化和分解的物质，并保留在溶酶体内，形成残余小体。常见的残余小体有脂褐质、多泡体、髓样结构和含铁小体等。这些残余小体有的能将其残余物通过胞吐作用排出细胞外，有的则长期存留在细胞内不被排出，如脂褐质。

18. 顶体（acrosome） 存在于精子头部顶端的特化的溶酶体，顶体内含有透明质酸酶、酸性磷酸酶及蛋白水解酶等，参与受精作用。

（四）问答题

1. 内质网分为几种？在形态和功能上各有何特点？

根据内质网表面有无核糖体颗粒附着分为两大类，即粗面内质网（RER）和滑面内质网（SER）。粗面内质网又称颗粒内质网（GER）因其膜外表面有大量颗粒状核糖体。粗面内质网多为互相连通的扁囊状，也有少数的小泡和小管。粗面内质网的形态在不同类型的细胞中有所不同。粗面内质网的功能：蛋白质合成、加工与修饰及转运。滑面内

120

质网又称无颗粒内质网（AER），膜表面光滑，无核糖体颗粒附着。滑面内质网的结构常由分支小管和小泡构成，很少有扁囊状。不同类型细胞中滑面内质网的功能各有不同。

2. 信号假说的主要内容是什么？

信号假说的主要内容：通过对信号肽的识别使核糖体锚定到内质网上，并通过信号肽将新生肽转入内质网后进行运输。分泌蛋白质 N 端的信号肽，指导蛋白质转至内质网膜上合成，在蛋白质合成结束之前信号肽被切除；指导分泌性蛋白质在粗面内质网上合成的决定因素是蛋白质 N 端信号肽、信号识别颗粒和停泊蛋白等因子的协助。

3. 简述蛋白质糖基化的基本类型及其生物学作用。

蛋白质糖基化的基本类型有 N-连接的糖基化和 O-连接的糖基化。

蛋白质糖基化的主要生物学作用是：糖基化可以为各种蛋白质打上不同的标志，以利于高尔基复合体的分类和包装；保证糖蛋白从粗面内质网向高尔基复合体膜囊单方向进行转移；糖基化还会帮助蛋白质在成熟过程折叠成正确的构象；蛋白质经过糖基化后使其稳定性增加。

4. 粗面内质网是如何对蛋白质进行糖基化的？

在糖基转移酶催化下，寡聚糖链与蛋白质的氨基酸残基共价连接的过程称为蛋白质糖基化。粗面内质网腔中进行的糖基化主要是 N-连接糖基化，即寡聚糖链与蛋白质的天冬酰胺残基侧链上的 $-NH_2$ 连接。寡聚糖先与粗面内质网膜上一种特殊脂类——磷酸多萜醇分子连接，变成活化型寡聚糖，一旦新合成的肽链出现天冬酰胺（Asn）残基，粗面内质网膜上的糖基转移酶即催化低聚糖链转位于该残基上，形成 N-连接的糖蛋白。

5. 简述滑面内质网的功能。

滑面内质网在不同种类细胞中表现出不同作用，所以它是一个多功能性结构。它参与脂质和固醇的合成与运输；糖原的合成与分解；解毒作用；肌肉的收缩。

6. 滑面内质网是如何参与肝细胞维持血液中葡萄糖水平的恒定？

肝细胞的一个重要功能是维持血液中葡萄糖水平的恒定，这一功能与滑面内质网膜上的 6-磷酸葡萄糖酶的作用密切相关。肝细胞是以糖原颗粒的形式储存葡萄糖，肝细胞滑面内质网的胞质溶胶面附着有糖原颗粒，当机体需要葡萄糖时，糖原立即被降解。肝细胞中的糖原降解是受激素控制的，激素作为信号分子激发 cAMP 的浓度升高，然后由 cAMP 激活蛋白激酶 A，蛋白激酶 A 能够将糖原水解成 1-磷酸葡萄糖。由于 1-磷酸葡萄糖不能通过扩散穿过细胞质膜进入血液，需要变成 6-磷酸葡萄糖，然后由滑面内质网膜上的 6-磷酸葡萄糖酶将 6-磷酸葡萄糖分解为磷酸和葡萄糖，然后将葡萄糖释放到血液中，维持血液中葡萄糖水平的恒定。

7. 简述肝细胞解毒作用的机理。

肝的解毒作用主要是由肝细胞的滑面内质网来完成，滑面内质网含有参与解毒的各种酶系，如 NADH-细胞色素 b5 还原酶、NADPH-细胞色素 c 还原酶、细胞色素 P450 以及 NADPH-细胞色素 P450 还原酶等。如果给动物服用大量苯巴比妥，可见肝细胞内滑面内质网增生。同时与解毒作用有关的酶含量也明显增多。肝细胞的解毒作用，主要通过滑面内质网膜上的氧化酶系对药物和毒物进行氧化和羟化反应，使药物转化或消除其毒性，并且易于排出体外。

8. 高尔基复合体与胰岛素的生成。

在细胞质中合成的前胰岛素原（分子量 12000 Da），带有信号肽进入粗面内质网中，并切去信号肽，而成为胰岛素原（分子量 9000 Da）。粗面内质网以出芽的方式，通过小泡运输到高尔基复合体中，在高尔基复合体转变酶作用下，生成 1 分子胰岛素（由 A 片段肽和 B 片段肽组成）和 1 分子 C 片段肽，最后成熟分选入分泌颗粒，再分泌到胞外。

9. 溶酶体的特点。

①由单位膜包成囊膜，膜厚为 6.0 nm，大小 0.2～0.8 nm。②体内含各种水解酶（40 余种）标志酶为酸性磷酸酶，pH 3～6，最适 pH 为 5，pH = 7 时酶失活。③溶酶体膜，鞘磷脂含量高，膜蛋白高度糖基化，防止蛋白酶水解。④膜上有质子泵，水解 ATP 释放能量使 H^+ 泵入溶酶体内保证 pH 值。⑤膜上具有多种载体蛋白，大分子被水解成小分子物质后，通过载体蛋白释放入细胞质基质中。

10. 简述溶酶体与甲状腺激素的合成。

甲状腺激素是在溶酶体的参与下完成的，在甲状腺滤泡上皮细胞内合成的甲状腺球蛋白，分泌到滤泡腔内被碘化后，又重新吸收到滤泡上皮细胞内（通过上皮细胞胞吞作用）形成大胶滴，大胶滴与溶酶体融合，由蛋白水解酶将甲状腺球蛋白分解，形成大量的甲状腺激素四碘甲状腺原氨酸 T_4 和少量三碘甲状腺原氨酸 T_3，甲状腺素由细胞转入血液中。

11. 简述溶酶体参与的受精作用。

溶酶体参与受精过程，能协助精子与卵细胞受精，精子头部的顶体实际上是一种特化的溶酶体，顶体内含有多种水解酶。当精子与卵细胞的外被接触后，顶体膜与精子的质膜融合并形成孔道，此时顶体内的水解酶可通过孔道释放出来，消化分解掉卵细胞的外被滤泡细胞，并协助精子穿过卵细胞各层膜的屏障而顺畅进入卵内实现受精。

12. 过氧化物酶体有何主要功能？

各种过氧化物酶体的功能有所不同，但氧化多种作用底物，催化过氧化氢生成并使其分解的功能却是共同的。在氧化底物的过程中，氧化酶能使氧还原成为过氧化氢，而过氧化氢酶能把过氧化氢还原成水。过量饮酒造成的酒精中毒，约有一半是经过过氧化物酶体的氧化分解来解毒的。所以过氧化物酶体在肝、肾细胞内主要的功能是防止产生过量的过氧化氢，以免引起细胞中毒，对细胞起着保护作用。

13. 何谓细胞内膜系统？其组成部分的功能如何？

细胞内膜系统是分布于细胞质基质中由细胞膜内陷而演变成的复合体系。内膜系统是相对质膜而论的，是在胞质内，在功能上和发生上具有相互联系的膜相结构的总称。由内膜系统构成了各种细胞器，如内质网、高尔基复合体、溶酶体。各自独立、互不干扰、行使专一的功能。粗面内质网的主要合成分泌性蛋白、膜蛋白、溶酶体蛋白、可溶性驻留蛋白。滑面内质网主要合成脂类。高尔基复合体能对蛋白质分子进行糖基化和分选。溶酶体含有多种水解酶，能将蛋白质和核酸等降解为小分子。过氧化物酶体含有的氧化反应酶具有分解过氧化氢作用。

14. 比较自噬作用和吞噬作用。

这两个过程都是与细胞内消化有关。在吞噬作用中，外来颗粒通过胞吞形成吞噬体或吞饮泡被摄入细胞，与内体和溶酶体融合并进行消化。在自噬作用中，衰老或损伤的细胞器被内质网衍生的膜包围，这样形成的小泡与溶酶体结合并进行消化。

15. 自噬作用对细胞的生命活动有什么意义？

自噬作用对细胞的生命活动意义是多方面的。它包括：①酶系统的更新。处于不同的细胞周期、不同分化阶段和不同生理状态下的细胞，进行着不同的生理生化反应，需要不同的酶系统。细胞生理状态的变化要依靠酶系统的变化来实现。对于细胞质中某些暂时不需要的酶系统或代谢产物，需要通过自噬作用进行酶系统的更新。②衰老细胞器的清除。细胞中的生物大分子和细胞器都有一定的寿命，为了保证细胞正常的代谢活动，必须不断地清除衰老的细胞器和生物大分子。很多生物大分子的半衰期只有几个小时或几天。肝细胞中线粒体的寿命平均 10 天左右。③参与细胞发育。自噬作用在不同类型细胞中发生的频率不同。在某些发育过程中的细胞中，自噬作用特别强，因为这些细胞要不断地进行细胞器的更新或消除。如红细胞发育成熟后，所有的细胞器都要通过自噬作用被消除。④应激反应。在细胞饥饿条件下，自噬作用也特别强，此时的自噬作用主要是为细胞提供能量，维持细胞的生命活动。

16. 过氧化物酶体与溶酶体的主要区别？

过氧化物酶体与内体性溶酶体的形态大小相似，但过氧化物酶体中含有尿酸氧化酶等，经常形成晶格状结构，因此可作为电镜下识别的主要特征。此外，这两种细胞器在成分、功能及发生上都有很大差别。

过氧化物酶体中含有氧化酶体类；溶酶体含有酸性水解酶，进行细胞的消化作用。见下表：

过氧化物酶体与溶酶体的特征比较

特征	过氧化物酶体	溶酶体
形态	球形，有晶格状结构	球形，无晶格状结构
酶种类	氧化酶类	酸性水解酶
pH	7 左右	5 左右
是否需 O_2	需要	不需要
功能	多种功能	细胞内的消化作用
发生	酶在细胞质基质中合成，经分裂与组装形成	酶在粗面内质网合成，经高尔基复合体出芽形成
识别的标志酶	过氧化氢酶	酸性磷酸酶

17. 蛋白质的合成与哪些超微结构有关？

蛋白质的合成与多种超微结构有关：①细胞核是细胞内遗传物质储存、复制、转录的主要场所；②核糖体是蛋白质合成的场所和装配机构；③内质网膜为核糖体附着提供了支架，某些蛋白质合成后需进入内质网腔进行糖基化，形成糖蛋白，然后转运至相应的部位；④高尔基复合体能对一些蛋白质进行加工和修饰，使之成为具有特定功能的成熟的蛋白质，同时对合成蛋白质进行分选运输；⑤线粒体为蛋白质合成提供能量。因此，蛋白质合成是细胞中多种超微结构共同参与完成的。

18. 说明初级溶酶体和吞噬性溶酶体的形成过程。

高尔基复合体与溶酶体的形成，溶酶体中含有酸性磷酸酶和各种水解酶，溶酶体酶是糖蛋白这些糖蛋白在粗面内质网核糖体上合成，而后移入内质网腔内，通过运输小泡转运到高尔基复合体进行加工，使溶酶体酶含有 6 - 磷酸 - 甘露糖（M - 6 - P），在高尔基复合体的内膜上有它的专一受体，能特异地与溶酶体酶糖链末端的 M - 6 - P 结合，随即触发网格蛋白被在反面高尔基网膜的胞质面组装。有被小泡失去外被，装有溶酶体酶前体的运输小泡与细胞内的晚期内吞体融合，在晚期内吞体的酸性环境下，溶酶体酶前体与 M - 6 - P 受体分离，溶酶体酶前体上的磷酸基团也从甘露糖上脱落，这时溶酶体酶前体就成为成熟的溶酶体水解酶，前溶酶体也成为成熟溶酶体，即初级溶酶体生成。吞噬性溶酶体是由初级溶酶体和含有作用底物的泡状结构融合形成的次级溶酶体，其中含有消化酶、作用底物和消化产物。细胞中所见的溶酶体大多数属于吞噬性溶酶体。

19. 试述矽肺形成的原因。

矽肺是工业上的一种职业病，其形成原因主要是由于溶酶体膜的破裂。当人体的肺吸入空气中的矽尘颗粒（二氧化硅、SiO_2）后，矽尘颗粒便被肺部的巨噬细胞吞噬形成吞噬小体，吞噬小体与初级溶酶体融合形成吞噬性溶酶体，二氧化硅在吞噬性溶酶体内形成硅酸分子，与溶酸体膜上受体结合产生氢键，而破坏溶酶体膜的稳定性，造成大量水解酶和硅酸流入细胞质内，引起巨噬细胞死亡。由死亡细胞释放的二氧化硅再被正常巨噬细胞吞噬，如此反复，巨噬细胞的不断死亡诱导成纤维细胞的增生并分泌大量胶原物质，而使吞入二氧化硅的部位出现了胶原纤维结节，导致肺的弹性降低，肺功能受到损害。矽肺病人常出现吐血，这是由于血小板内的溶酶体在二氧化硅的作用下，膜发生了破裂，释放出来的酸性水解酶溶解了气管的微血管壁，而造成了血液的外流。克矽平类药物能治疗矽肺，治病机制是该药中的聚α-乙烯吡啶氧化物能与硅酸分子结合，代替了硅分子与溶酶体膜的结合，从而保护了溶酶体膜不发生破裂。

20. 溶酶体有哪些功能？人类的哪些疾病与溶酶体密切相关？

溶酶体的功能（1）消化作用：溶酶体可消化多种内源性和外源性物质。因此，把溶酶体看作"细胞内消化器"。包括有异噬作用、自噬作用、粒溶作用；（2）自溶作用；（3）参与受精作用；（4）参与激素的生成。

溶酶体与疾病的关系：

Ⅱ型糖原累积病：是人类最早发现的先天性代谢病，这种病是由于患者的常染色体隐性基因缺陷，不能合成α-葡萄糖苷酶，致使糖原无法被分解而大量积累于溶酶体内，造成溶酶体超载，此种情况可出现于患者肝、肾、心肌及骨骼肌中，严重损伤这些器官的功能。此病多见于婴儿，症状为肌无力，进行性心力衰竭等。患者一般在2周岁内死亡。

矽肺：其形成原因主要是由于溶酶体膜的破裂，造成大量水解酶和硅酸流入细胞质内，引起巨噬细胞死亡。由死亡细胞释放的二氧化硅再被正常巨噬细胞吞噬，如此反复，巨噬细胞的不断死亡诱导成纤维细胞的增生并分泌大量胶原物质，导致肺的弹性降低，肺功能受到损害。

类风湿性关节炎：对于类风湿性关节炎的发病原因目前虽然尚不清楚，但由该病所引起的关节软骨细胞的侵蚀，却被认为是由于细胞内的溶酶体膜脆性增加，溶酶体酶局部释放，被释放出来的酶中有胶原酶，它能侵蚀软骨细胞。消炎痛（indomethacin）和肾上腺皮质激素（cortisone）具有稳定溶酶体膜的作用，所以被用来治疗类风湿性关节炎。

恶性肿瘤：溶酶体与恶性肿瘤的关系，目前引起人们的关注。致癌物质进入细胞之后，先贮存于溶酶体内，然后再与染色体整合。致癌物质引起的染色体异常和细胞分裂的机制障碍等，可能与细胞受到损伤后溶酶体释放出来的水解酶有关。

21. 试述溶酶体的发生过程。

溶酶体是从反面高尔基复合体以出芽方式形成的。溶酶体的酶都是糖蛋白，这些酶在粗面内质网核糖体上合成并形成N－连接的糖蛋白，而后移入内质网腔内，通过运输小泡转运到高尔基复合体内进行加工修饰。在高尔基复合体顺面膜囊内寡糖链上的甘露糖残基磷酸化形成6－磷酸－甘露糖（M－6－P），M－6－P是溶酶体水解酶分选的重要识别信号。在高尔基复合体的反面膜囊内有识别M－6－P的受体，能特异地与溶酶体酶糖链末端的M－6－P结合，引导溶酶体酶聚集形成有被小囊，在有被小囊出芽与高尔基复合体分开时，小囊就脱掉了网格蛋白包被（clathrin coat）成为特异的运输囊泡，然后与晚胞内体（late endosome）融合。晚胞内体内的pH为6，在酸性环境中水解酶从M－6－P受体上分离下来，然后去磷酸化成为溶酶体的酶，最后形成溶酶体。通常将这种状态下的溶酶体称为初级溶酶体，M－6－P受体释放其结合的溶酶体酶后，又被回收，在晚胞内体内经出芽、运输囊泡返回到高尔基复合体反面膜囊再利用。

22. 试述高尔基复合体的超微结构及其主要功能。

①形成面（顺面）高尔基网状结构（凸面）：它是含有小囊泡的管网状结构，面对细胞核或内质网的那一面。接受来自内质网新合成的物质（蛋白质和脂类），分选后，将大部分转入高尔基中间膜囊，小部分蛋白质和脂类再返回内质网。②高尔基中间膜囊（扁平囊）：中间膜囊彼此相通，此层是高尔基复合体最富特性的结构。主要执行糖基修饰，糖脂形成以及多糖合成等功能，它又可划分几个区隔，每区功能不同。③成熟面（反面）高尔基网状结构（凹面）：此层含有大囊泡，是面对质膜、管网状结构层。主要功能是对蛋白质进行修饰、分选，然后将其从高尔基复合体中输出。运输小泡与高尔基复合体扁平囊泡融合，使高尔基复合体膜成分得到不断补充，大囊泡（分泌泡）膜与细胞膜融合、将分泌物排出，使扁平囊膜不断被消耗。可见，内质网、小囊泡、扁平囊、大囊泡、细胞膜之间膜成分不断新陈代谢，并保持了一个动态平衡。

23. 何谓膜流？它对细胞生物活动具有什么意义？

细胞膜相结构中膜性成分的相互移位和转移的现象称为膜流。细胞通过膜流，进行物质分配和运输。例如，某种膜嵌入蛋白（如膜受体）最初以特定的方式插入内质网膜上，通过膜流也就是内质网以"芽生"方式产生小囊泡，使嵌有该膜受体的膜片转移至高尔基复合体，然后经高尔基复合体形成分泌泡，在完成分泌时将其并入质膜，成为质膜的受体蛋白。相反，细胞通过吞噬，吞饮作用也可将质膜的一部分带进细胞内，当与溶酶体融合时成为内膜系统的一部分。膜流现象不仅说明细胞膜系统经常处于运动和变化状态，使膜性细胞器的膜成分不断得到补充和更新，并与外界相适应，以维持细胞的生存和代谢，而且在物质运输上起着重要的作用。

24. 试比较组成性分泌途径和调节性分泌途径。

在组成性分泌（又称结构性胞吐）途径中，运输小泡持续不断地从高尔基复合体运送到细胞质膜，并立即进行膜的融合，将分泌小泡中的蛋白质释放到细胞外，此过程不需要任何信号的触发，它存在于所有类型的细胞中。在大多数细胞中，组成性分泌途径的物质运输不需要分选信号，从内质网经高尔基复合体到细胞表面的物质运输是自动地进行的。组成性分泌途径除了给细胞外提供酶、生长因子和细胞外基质成分外，也为细胞质膜提供膜整合蛋白和膜脂。

调节性分泌又称诱导性分泌，只有在细胞特化，专门进行分泌时才运作。特化的分泌细胞产生大量特定产物，如激素、黏液或消化酶，它们贮藏在分泌小泡中。这些小泡自高尔基复合体外侧网络上芽生出来并在近质膜处积累。它们仅在细胞受到细胞外刺激时才向外释放其内含物。例如，血糖增加就给了胰细胞一个分泌胰岛素的信号。

25. 何谓蛋白质分选？其分选途径和类型有哪些？

蛋白质分选（protein sorting）：高尔基复合体反面网络的功能是进行蛋白质分选。分选作用主要是由信号序列和受体之间的相互作用决定的。如同 KDEL 序列是内质网的滞留信号一样，不同部位的蛋白质具有不同的信号，在高尔基复合体反面网络被分选包装到不同的小泡，没有特别信号的则进入非特异的分泌小泡。这一过程称蛋白质分选或定向转运。

蛋白质分选途径：绝大多数蛋白质均在细胞质基质中的核糖体上起始合成，随后继续在细胞质基质中，或转运至粗面内质网上继续合成。

蛋白质分选基本类型：①蛋白质的跨膜转运。②膜泡运输。③选择性的门控转运。④细胞质基质中的蛋白质的转运。

第十章 核 糖 体

第一节 内容精要

一、大纲要求

1. 掌握核糖体的化学组成与超微结构特点；
2. 熟悉核糖体上的主要活性部位在多肽合成中的作用；
3. 了解以多聚核糖体的形式行使功能的生物学意义和核糖体的类型与分工。

二、重点及难点提示

重点

1. 核糖体的基本类型与化学组成，rRNA 基因特点。
2. 核糖体参与蛋白质合成的重要功能位点。
3. 核糖体进行蛋白质生物合成的过程。
4. 蛋白质合成之后修饰加工与定位控制。

难点

核糖体的化学组成；蛋白质生物合成的过程。

三、重点名词解释

1. 核糖体（ribosome） 存在于原核细胞和真核细胞内的一种小颗粒状的非膜性细胞器，由大小两种亚基构成，含有几种 rRNA 分子和几十种蛋白质。其功能是将 mR-NA 的遗传信息翻译为相应的蛋白质（蛋白质生物合成）。

2. 多聚核糖体（polysome 或者 polyribosome） 核糖体进行蛋白质合成时，在细胞内并非单个独立执行此功能，而是由多个甚至几十个核糖体串联在一条 mRNA 分子上高效地进行肽链合成，这种具有特殊功能与形态结构的核糖体与 mRNA 的聚合体称之为多聚核糖体（polysome 或者 polyribosome）。

3. 核糖体循环（ribosome circulation） 核糖体 70S 起始复合物形成之后，按照 mRNA 密码子指令，各种氨酰－tRNA 运输到核糖体并与之结合，合成肽链逐渐延长。由于肽链的延长在核糖体上循环进行，每经过一个循环肽链就增加一个氨基酸，此过程又称之为核糖体循环（ribosome circulation）。

4. 氨酰－tRNA 合成酶（aminoacyl－tRNA synthetase） 该酶分布于细胞质，具有高度特异性，既能识别特异的氨基酸，又能识别携带该种氨基酸的特异 tRNA，它能催化氨基酸羧基与 tRNA 的 3′端的 CCA－OH 缩合形成氨酰－tRNA。

5. 密码子（codon） mRNA 分子上每相邻的三个碱基决定了合成的多肽链中的一个氨基酸，这种碱基的排列顺序称为密码子或三联体密码。

6. 反密码子（anticodon） 细胞内 tRNA 来识别 mRNA 上的密码子的相邻的三个碱基，称为反密码子。

7. rRNA（ribosomal RNA） 核糖体 RNA，细胞内非膜性细胞器——核糖体的化学成分之一，真核生物核糖体中通常含 28S、18S、5.8S 和 5S 四种；原核生物中则含 23S、16S 和 5S 三种，与核糖体蛋白一起构成核糖体大、小亚基，核糖体的空间结构由 rRNA 决定。

8. 核糖体蛋白（ribosomal protein，RP） 是参与构成核糖体的所有蛋白质的统称，原核细胞和真核细胞核糖体蛋白的数量、种类和分子大小不同，通过 rRNA 将核糖体蛋白串联成特定结构的核糖体大、小亚基。

9. 氨酰－tRNA（aminoacyl－tRNA） 在蛋白质生物合成时，氨酰－tRNA 合成酶作用下，由 ATP 释放能量，将氨基酸羧基与 tRNA 的 3′端的 CCA－OH 缩合形成酯键，合成的化合物称为氨酰－tRNA，以这样的方式 tRNA 才能将不同的氨基酸运到核糖体上进行蛋白质合成。

10. 核酶（ribozyme） 具有酶活性或者催化活性的 RNA，又称为核酶。

11. N 端规则（N－end rule） 每一种蛋白质都有寿命极限特征，也存在蛋白质的半衰期（half－life）现象。蛋白质的半衰期与多肽链 N－端特异的氨基酸有关，它们对蛋白质的寿命有控制作用。如末端是精氨酸或赖氨酸的多肽，寿命就很短，而末端是缬氨酸或甲硫氨酸的多肽，寿命就很长。蛋白质 N－末端与半衰期的关系，称为 N 端规则。

四、重点难点解析

1. 核糖体的基本类型与化学组成，rRNA 基因特点和核糖体生物发生

生物体内含有两种基本类型的核糖体：一种是原核细胞核糖体，70S；另一种是真核细胞核糖体，80S。此外，真核细胞叶绿体中的核糖体为 70S，与原核细胞相同；但线粒体的核糖体变化较大，有 55—60S（哺乳动物）、75S（酵母）和 78S（高等植物）。

在真核细胞和原核细胞中，核糖体的主要化学成分均为核糖体 RNA（rRNA）和核糖体蛋白（ribosomal protein，RP）两类物质，但不同类型核糖体、同种核糖体的不同亚基所含的 rRNA 大小、蛋白质数量有较明显的差异。其中 rRNA 约占 2/3，核糖体蛋白约占 1/3，蛋白质主要分布在核糖体表面，而 rRNA 主要位于内部，二者之间通过非共价键结合。核糖体中的 rRNA 主要构成核糖体的骨架，将蛋白质串联起来，并决定核糖体蛋白质的定位。

在真核细胞 80S 核糖体中，大亚基为 60S，由 28S、5.8S 和 5SrRNA 分子与 49 种核

糖体蛋白质组成，小亚基为 40S，由 18SrRNA 与 33 种核糖体蛋白质结合组成。

在原核细胞 70S 核糖体中，大亚基为 50S，由 23S、5SrRNA 分子与 34 种核糖体蛋白质组成，小亚基为 30S，由 16S 的 rRNA 与 21 种核糖体蛋白质结合组成。

核糖体蛋白质的命名方式，对于真核细胞大亚基共 49 种蛋白质，分别命名为 L1—L49；小亚基 33 种蛋白质，分别命名为 S1—S33。原核细胞大亚基有 34 种蛋白质，分别命名为 L1—L34；小亚基共有 21 种蛋白质，分别命名为 S1—S21。

核糖体的主要化学成分是 rRNA 和蛋白质，其编码基因可以分为两类：一类是编码 rRNA 基因，另一类是编码蛋白质的基因。

蛋白质合成活跃的细胞中，需要大量的核糖体，为了满足细胞获得大量的 rRNA，通过以下两种机制提供大量的 rRNA：

（1）增加基因组编码 rRNA 基因的拷贝数量如在大肠杆菌基因组中有 7 套 rRNA 基因；真核细胞中含有 18S、5.8S 和 28SrRNA 基因拷贝数量从几百到几千个，5SrRNA 基因拷贝数量达到 5×10^4 个。

（2）在特定细胞中通过基因扩增使 rRNA 基因拷贝数量剧增。研究发现，两栖类卵母细胞在发育早期 rRNA 基因的数量扩增到 10^3 倍，扩增的结果使各种类型 rRNA 基因数量达到 5×10^5 个，而在同种生物其他类型的细胞中，rRNA 基因数量只有几百个。

真核细胞 18S、5.8S 和 28SrRNA 基因首先转录成一个 45S 的 rRNA 前体，在核仁中经过剪切形成上述三个 rRNA 产物，5SrRNA 是在 1 号染色体核仁外区域转录的，然后运到核仁内参与核糖体组装。原核细胞的 rRNA 基因也先要被转录成一个 rRNA 前体，然后再经过加工成为成熟 rRNA。5S、16S、23S 三种 rRNA 的基因串联在一起，30S 小亚基转录物（rRNA 前体）中含有此三种 rRNA，30SrRNA 前体经过剪切形成 16S、23S 的 rRNA 前体。

2. 核糖体参与蛋白质合成重要功能位点

（1）mRNA 结合位位于小亚基上 16SrRNA 的 3′端，此处有一富含嘧啶序列，能与 mRNA 上 S－D 序列互补识别。蛋白质的合成起始首先需要 mRNA 与小亚基结合，所以 S－D 序列又称为 mRNA 上的核糖体结合位点。

（2）P 位又称供位或肽酰－tRNA 位，大部分位于大亚基上，小部分位于小亚基上，是起始肽酰－tRNA 结合的位置。

（3）A 位又称受位或氨酰－tRNA 位，大部分位于大亚基上，小部分位于小亚基上，是接受一个新进入的氨酰－tRNA 的部位。

（4）E 位位于大亚基上，是 tRNA 脱离核糖体的部位。

（5）T 因子位即肽基转移酶位，位于大亚基上 P 位和 A 位的连接处，其作用是催化肽键形成。

（6）G 因子位是 GTP 酶位，位于大亚基上，分解 GTP 分子并将肽酰－tRNA 由 A 位移到 P 位。

3. 核糖体蛋白质生物合成的过程

核糖体上蛋白质的生物合成过程分为四个阶段：氨基酸的活化（即氨酰－tRNA 的

合成），肽链合成的起始，肽链的延长，肽链的终止与释放。第一阶段在细胞质中完成，后三个阶段在核糖体上进行。

（1）氨酰－tRNA 的合成 氨酰－tRNA 合成酶分布于细胞质，具有高度特异性，既能识别特异的氨基酸，又能识别携带该种氨基酸的特异 tRNA，催化氨基酸羧基与 tRNA 的 3′端的 CCA－OH 缩合形成氨酰－tRNA，然后才能将氨酰－tRNA 运输到核糖体。

（2）肽链合成的起始 肽链合成的起始是指大亚基、小亚基、mRNA 以及具有启动作用的氨酰－tRNA 聚合为起始复合物的过程，具有启动作用的氨酰－tRNA，原核细胞为甲酰甲硫氨酰－tRNA（fMet－RNA）。先形成 30S 起始复合物，再形成 70S 起始复合物，即 30S 小亚基－mRNA－50S 大亚基－fMet－tRNA^{fMet} 复合物。此时，甲酰甲硫氨酰－tRNA（fMet－tRNA）占据 50S 大亚基 P 位，而 A 位则处于空置状态，等待第二个密码相对应的氨酰－tRNA 进入，合成进入延长阶段。

（3）肽链的延伸 起始复合物形成之后，按照 mRNA 密码子指令，各种氨酰－tRNA 运输到核糖体并与之结合，合成肽链逐渐延长。每增加一个氨基酸或一个核糖体循环，包括氨酰－tRNA 进入 A 位、肽键形成、转位和脱氨酰－tRNA 的释放四个步骤。四个步骤不断循环，肽链得以不断延长。

（4）肽链合成的终止及释放 随着核糖体沿 mRNA 上 5′→3′移动，肽链逐渐延长。当 mRNA 上终止密码 UAA、UAG、UGA 中的任意一个进入 A 位点，无 tRNA 与之识别，只有释放因子（RF）识别终止密码并与之结合。RF 的结合使核糖体上肽基转移酶构象改变，从而具有水解酶活性，使 P 位点上肽链与 tRNA 之间酯键被水解，肽链脱落，tRNA、mRNA、RF 也从核糖体上离开。随即核糖体大、小亚基解离，多肽链的合成终止。

核糖体在细胞内并非单个独立执行此功能，而是由多聚核糖体高效地进行肽链合成。

4. 蛋白质合成之后修饰加工与定位控制

（1）蛋白质修饰加工包括肽链氨基端修饰、共价修饰、多肽链的水解修饰、辅助因子的链接和亚基聚合等不同类型。

（2）蛋白质的定位控制是通过核孔运输、跨膜运输、膜泡运输的方式将核糖体合成的蛋白质在细胞内运输。

第二节 习题与答案

一、习题

（一）选择题

A 型题

1. 通过下列哪种实验技术，确定了核糖体具有蛋白质合成的生物学功能（ ）

　　A. 放射同位素标记　　　　B. 免疫荧光标记

130

C. GFP 标记　　　　　　　D. 层析实验

E. 电泳实验

2. 下列哪种结构没有核糖体（　　）

　　A. 肝细胞　　　　　　　B. 叶绿体

　　C. 线粒体　　　　　　　D. 成熟红细胞

　　E. 细菌

3. 核糖体的大、小亚基之间的结合与分离与（　　）浓度有着重要关系

　　A. Ca^{2+}　　　　　　　　B. Mg^{2+}

　　C. Fe^{2+}　　　　　　　　D. Cu^{2+}

　　E. Zn^{2+}

4. 关于真核细胞的核糖体描述正确的是（　　）

　　A. 核糖体 80S，大亚基为 60S，小亚基为 40S，由 28S、5.8S、5S 和 16SrRNArRNA 分子与 82 种蛋白质组成

　　B. 核糖体 80S，大亚基为 60S，小亚基为 40S，由 28S、5.8S、5S 和 18SrRNArRNA 分子与 82 种蛋白质组成

　　C. 核糖体 80S，大亚基为 60S，小亚基为 40S，由 28S、5.8S、15S 和 18SrRNArRNA 分子与 82 种蛋白质组成

　　D. 核糖体 80S，大亚基为 60S，小亚基为 40S，由 38S、5.8S、5S 和 18SrRNArRNA 分子与 82 种蛋白质组成

　　E. 核糖体 80S，大亚基为 60S，小亚基为 40S，由 28S、6.8S、5S 和 18S rRNA rRNA 分子与 82 种蛋白质组成

5. 关于原核细胞的核糖体描述正确的是（　　）

　　A. 核糖体 70S，大亚基为 50S，由 23S、5SrRNA 分子与 34 种核糖体蛋白质组成，小亚基为 30S，由 18S 的 rRNA 与 21 种核糖体蛋白质结合组成。

　　B. 核糖体 70S，大亚基为 50S，由 23S、5.8SrRNA 分子与 34 种核糖体蛋白质组成，小亚基为 30S，由 16S 的 rRNA 与 21 种核糖体蛋白质结合组成

　　C. 核糖体 70S，大亚基为 50S，由 23S、5SrRNA 分子与 34 种核糖体蛋白质组成，小亚基为 30S，由 16S 的 rRNA 与 21 种核糖体蛋白质结合组成

　　D. 核糖体 70S，大亚基为 60S，由 23S、5SrRNA 分子与 34 种核糖体蛋白质组成，小亚基为 30S，由 16S 的 rRNA 与 21 种核糖体蛋白质结合组成

　　E. 核糖体 70S，大亚基为 50S，由 23S、5S rRNA 分子与 34 种核糖体蛋白质组成，小亚基为 40S，由 16S 的 rRNA 与 21 种核糖体蛋白质结合组成

6. 大肠杆菌 E. coli 16S rRNA 序列组成在进化上非常保守，具有（　　）个结构域，每个结构域内有 40% 的碱基配对，形成螺旋的柄状结构

　　A. 三　　　　　　　　　B. 四

　　C. 五　　　　　　　　　D. 六

　　E. 七

7. 核糖体是一种自行组装的细胞器是指 （ ）
    A. 没有样板或亲体结构作为参照，蛋白质能进行自行组装成核糖体小亚基，组装过程中结合到 rRNA 上的蛋白质有着严格的先后顺序。
    B. 没有样板或亲体结构作为参照，蛋白质能进行自行组装成核糖体小亚基，组装过程中结合到 rRNA 上的蛋白质无先后顺序。
    C. 没有样板或亲体结构作为参照，rRNA 能进行自行组装成核糖体小亚基，组装过程中结合到 rRNA 上的蛋白质有着严格的先后顺序。
    D. 没有样板或亲体结构作为参照，rRNA 能进行自行组装成核糖体小亚基，组装过程中结合到 rRNA 上的蛋白质无先后顺序。
    E. 上述说法均不正确。

8. 氨基酸活化酶是指 （ ）
    A. 肽基转移酶   B. 氨酰 - tRNA 合成酶
    C. 转肽酶   D. 肽酰 - tRNA 合成酶
    E. PKC

9. 原核细胞蛋白质生物合成时 30S 起始复合物是指 （ ）
    A. IF3 -30S 小亚基 - mRNA - fMet - tRNA^{fMet}复合物
    B. IF1 -30S 小亚基 - mRNA - fMet - tRNA^{fMet}复合物
    C. EF2 -30S 小亚基 - mRNA - fMet - tRNA^{fMet}复合物
    D. IF2 -30S 小亚基 - mRNA - fMet - tRNA^{fMet}复合物
    E. 上述答案均不对。

10. 原核细胞蛋白质生物合成时 70S 起始复合物是指 （ ）
    A. IF1 -30S 小亚基 - mRNA -50S 大亚基 - fMet - tRNA^{fMet}复合物
    B. IF2 -30S 小亚基 - mRNA -50S 大亚基 - fMet - tRNA^{fMet}复合物
    C. IF3 -30S 小亚基 - mRNA -50S 大亚基 - fMet - tRNA^{fMet}复合物
    D. 30S 小亚基 - mRNA -50S 大亚基 - fMet - tRNA^{fMet}复合物
    E. 30S 小亚基 - IF3 - mRNA -50S 大亚基 - fMet - tRNA^{fMet}复合物

11. 蛋白质合成时每一个核糖体循环包括四个步骤，按顺序排列正确的是 （ ）
    A. 氨酰 - tRNA 进入 A 位→肽键形成→转位→脱氨酰 - tRNA 的释放
    B. 氨酰 - tRNA 进入 A 位→转位→肽键形成→脱氨酰 - tRNA 的释放
    C. 转位→肽键形成→氨酰 - tRNA 进入 A 位→脱氨酰 - tRNA 的释放
    D. 肽键形成→氨酰 - tRNA 进入 A 位→转位→脱氨酰 - tRNA 的释放
    E. 上述说法均不符合正确顺序。

B 型题

12 ~ 16 题备选答案

    A. mRNA 结合位   B. P 位   C. A 位   D. E 位   E. T 因子位

12. 位于核糖体小亚基上 16SrRNA 的 3′端，与 S - D 序列互补识别的为 （ ）

13. 大部分位于大亚基上与起始氨酰 - tRNA 结合的是 （ ）

14. 除起始氨酰－tRNA之外，第二个起始氨酰－tRNA首先进入的是（ ）

15. tRNA离开核糖体的部位是（ ）

16. 位于P位和A位的连接处，该位的酶能催化肽键形成，该位为（ ）

C型题

17～21题备选答案

     A. 70S   B. 80S   C. 二者均有   D. 二者均没有

17. 植物细胞内所具有的核糖体为（ ）

18. 动物细胞内具有的核糖体为（ ）

19. 大肠杆菌内具有的核糖体为（ ）

20. 人类成熟红细胞内具有的核糖体为（ ）

21. 乙型肝炎病毒所具有的核糖体为（ ）

X型题

22. 通过（ ）技术，现已将大肠杆菌的核糖体蛋白质进行了分离鉴定

    A. 电泳   B. GFP标记

    C. 同位素标记   D. 免疫荧光标记

    E. 层析

23. 蛋白质合成活跃的细胞中，需要大量的核糖体，为了满足细胞获得大量的 rRNA，通过以下（ ）提供大量的rRNA

    A. 通过基因沉默方式减少其他基因表达

    B. 增加编码rRNA基因的拷贝数

    C. 增加基因组的DNA总量

    D. 特定细胞中基因扩增使rRNA基因拷贝数量剧增

    E. 上述方式均可

24. 如下核糖体功能位点位于大亚基的有（ ）

    A. mRNA结合位   B. P位

    C. A位   D. E位

    E. T因子位

25. 如下核糖体功能位点跨越大、小亚基的有（ ）

    A. mRNA结合位   B. P位

    C. A位   D. E位

    E. T因子位

26. 对于氨酰－tRNA合成酶的描述，错误的是（ ）

    A. 分布于细胞质

    B. 具有高度特异性，能识别特异的氨基酸和携带该种氨基酸的特异tRNA，

    C. 同时具有GTP酶的活性。

    D. 其上的反密码子环能识别密码子。

    E. 是保证遗传信息能准确翻译的关键步骤之一

27. 释放因子（RF）描述正确的是（ ）

A. 分为 RF -1、RF -2、RF -3 三种

B. RF -1 识别 UAA、UAG；RF -2，识别 UAA、UGA

C. RF -3 结合 GTP 并促进 RF -1、RF -2 与核糖体结合

D. RF -2 识别 UAA、UAG；RF -3，识别 UAA、UGA

E. RF -1 结合 GTP 并促进 RF -2、RF -3 与核糖体结合

28. 关于多聚核糖体，描述错误的是（　　）

A. 真核细胞 mRNA 上两个相邻核糖体相距 80 个核苷酸

B. 只有游离核糖体，在蛋白质合成过程中，才能形成多聚核糖体

C. 原核细胞中分离得到的核糖体，常结合 DNA

D. 真核细胞中分离得到的核糖体，常结合 DNA

E. 多聚核糖体的形式合成多肽，对 mRNA 的利用及对其数量的调控更为经济和高效

29. 对新生的蛋白质进行磷酸化的位点为多在肽链中的（　　）

A. 丝氨酸　　　　　　　B. 赖氨酸

C. 酪氨酸　　　　　　　D. 甘氨酸

E 苏氨酸

30. 关于细胞内蛋白质的运输的描述，正确的是（　　）

A. 以跨膜运输方式运输的蛋白质分子，通常以伸展方式穿过细胞器膜

B. 蛋白质通过核孔的运输为主动运输，其他物质通过核孔也是主动运输

C. 膜泡运输方式是膜流形成的原因之一

D. 细胞内蛋白质的运输均需要消耗能量

E. 细胞内蛋白质运输，需要特定氨基酸信号序列（信号肽或导肽）的牵引下，进行正确定位

31. 下列疾病与核糖体蛋白基因异常有关的是（　　）

A. Turner 综合征　　　　　B. Diamond—Blackfan（DBA）贫血

C. 色素性视网膜炎　　　　D. Bardet -Biedl 综合征 1

E. Camurati -Engelmann 病

（二）填空题

1. 核糖体是细胞内的一种＿＿＿＿＿＿＿＿＿＿细胞器，是蛋白质生物合成的场所。

2. 真核细胞除细胞质存在核糖体外，在两种细胞器中也存在，一是＿＿＿＿＿＿，二是＿＿＿＿＿＿。

3. 游离核糖体主要合成＿＿＿＿＿＿；附着核糖体主要合成＿＿＿＿＿＿和膜蛋白。

4. 核糖体的大、小亚基之间的结合与分离与＿＿＿＿＿＿浓度有着重要的关系。

5. 原核细胞核糖体大小为＿＿＿＿＿＿，真核细胞核糖体为＿＿＿＿＿＿；此外，真核细胞叶绿体中的核糖体大小与原核细胞相同；但线粒体的核糖体变化较大。

6. 核糖体的主要化学成分都是＿＿＿＿＿＿和＿＿＿＿＿＿。

7. 真核细胞核糖体有_____、_____、_____和_____四种 rRNA 分子。

8. 原核细胞糖体有_____、_____、_____三种 rRNA 分子。

9. 核糖体中的_____主要构成核糖体的骨架，将_____串联起来。

10. 真核细胞 18S、5.8S 和 28S rRNA 基因首先转录成一个_____的 rRNA 前体，然后经过剪切形成上述三个 rRNA 产物。

11. 1985 年，Cech 及其同事在研究四膜虫时发现 rRNA 前体具有催化 RNA 剪切的活性，于是将具有催化活性的 rRNA 前体命名为_____。

12. 1968 年，Nomura 通过研究大肠杆菌发现核糖体是一种_____的细胞器。

13. 核糖体大、小亚基的组装是在_____中进行的。

14. 蛋白质生物合成时阅读 mRNA 密码子的方向是_____端，tRNA 是活化和转运氨基酸的工具，通过其上_____识别 mRNA 密码子，按照密码子排列顺序转运氨基酸并合成多肽链，合成是从多肽链方向为_____端。

15. _____能催化 tRNA 运来的氨基酸与已合成的肽链氨基酸残基之间形成肽键。

16. 蛋白质生物合成时，tRNA 释放氨基酸后脱离核糖体的功能位点是_____位。

17. _____分布于细胞质，具有高度特异性，能识别特异的氨基酸和特异 tRNA，这是保证遗传信息能准确翻译的关键步骤之一。

18. 原核细胞蛋白质生物合成时，起始复合物中的氨酰 - tRNA 为_____。

19. 原核细胞蛋白质生物合成时 70S 起始复合物是指_____复合物。

20. 蛋白质生物合成时每一个核糖体循环包括_____、_____、_____和_____四个步骤。

21. 蛋白质生物合成时转位是指肽酰 -tRNA 由_____位移入_____位。

22. 蛋白质生物合成时，当 mRNA 上终止密码子_____、_____、_____中的任意一个进入 A 位点，释放因子（RF）与之结合，肽链合成终止。

23. 蛋白质生物合成时，细胞内的核糖体并非单个执行其生物学功能，而是形成_____，其对 mRNA 的利用及调控更为经济和高效。

24. 对肽链的加工修饰，原核细胞是先水解_____，再切去_____，_____同时也被去除。

25. 蛋白质可以进行不同类型化学修饰，磷酸化在肽链的_____、_____的羟基上，酪氨酸残基亦可磷酸化；糖基化过程一般在细胞器_____和_____进行；二硫键是维持天然蛋白质的特定空间构象至关重要的共价键，由两个_____残基的巯基脱氢形成。

26. 细胞内蛋白质的运输通常以_____、_____、_____三种方式进行，依靠特定信号序列（信号肽或导肽）的牵引下，将蛋白质运输到正确位置进行定位。

27. 核糖体蛋白基因突变和表达水平的改变，与人类_____、_____关系密切，与细菌、肿瘤_____的形成也有关系。

（三）名词解释

1. 核糖体循环
2. 多聚核糖体
3. 氨酰 –tRNA 合成酶

（四）问答题

1. 说明原核细胞蛋白质生物合成的起始过程。
2. 原核细胞蛋白质生物合成时肽链如何延伸?

二、答案与题解

（一）选择题

A 型题

1. A	2. D	3. B	4. B	5. C
6. B	7. A	8. B	9. D	10. D
11. A				

B 型题

12. A	13. B	14. C	15. D
16. E			

C 型题

17. C	18. B	19. A	20. D
21. D			

X 型题

22. AE	23. BD	24. BCDE	25. BC
26. CD	27. ABC	28. BD	29. ACE	30. ACDE
31. ABCDE			

（二）填空题

1. 非膜性
2. 线粒体；叶绿体
3. 结构蛋白质（内源性蛋白质）；输出蛋白质（分泌蛋白质）
4. Mg^{2+}
5. 70S；80S
6. 核糖体 RNA（rRNA）；核糖体蛋白质（ribosomal protein，RP）
7. 28S；5.8S；5S 和 18S
8. 23S；5S；16S

9. rRNA；蛋白质

10. 45S

11. 核酶（ribozyme）

12. 自行组装（self-assembly）

13. 核仁

14. 5′→3′；反密码子；N→C

15. 肽基转移酶或转肽酶（transpeptidase）

16. E

17. 氨酰-tRNA 合成酶

18. 甲酰甲硫氨酰-tRNA（fMet-RNA）

19. 30S 小亚基-mRNA-50S 大亚基-fMet-tRNA^{fMet}

20. 氨酰-tRNA 进入 A 位；肽键形成；转位；脱氨酰-tRNA 的释放

21. A；P

22. UAA；UAG；UGA

23. 多聚核糖体（polysome 或者 polyribosome）

24. 甲酰基；甲硫氨酸；信号肽

25. 丝氨酸；苏氨酸；内质网；高尔基；半胱氨酸

26. 核孔运输；跨膜运输；膜泡运输

27. 遗传病；肿瘤；耐药性

（三）名词解释

1. 核糖体循环（ribosome circulation） 70S 起始复合物形成之后，按照 mRNA 密码子指令，各种氨酰-tRNA 运输到核糖体并与之结合，合成肽链逐渐延长。由于肽链的延长在核糖体上循环进行，每经过一个循环肽链就增加一个氨基酸，此过程又称之为核糖体循环（ribosome circulation）。

2. 多聚核糖体（polysome 或者 polyribosome） 核糖体进行蛋白质合成时，在细胞内并非单个独立执行此功能，而是由多个甚至几十个核糖体串联在一条 mRNA 分子上高效地进行肽链合成，这种具有特殊功能与形态结构的核糖体与 mRNA 的聚合体称之为多聚核糖体（polysome 或者 polyribosome）。

3. 氨酰-tRNA 合成酶（aminoacyl-tRNA synthetase） 该酶分布于细胞质，具有高度特异性，既能识别特异的氨基酸，又能识别携带该种氨基酸的特异 tRNA，它能催化氨基酸羧基与 tRNA 的 3′端的 CCA-OH 缩合形成氨酰-tRNA。

（四）问答题

1. 说明原核细胞蛋白质生物合成的起始过程。

肽链合成的起始是指大亚基、小亚基、mRNA 以及具有启动作用的氨酰-tRNA 聚合为起始复合物的过程，具有启动作用的氨酰-tRNA，原核细胞为甲酰甲硫氨酰-tR-

NA（fMet－RNA）。核糖体 30S 小亚基在起始因子 3（IF3）的帮助下识别并结合到 mR-NA 的 S－D 序列上形成 IF3－30S 小亚基—mRNA 三元复合物。在 IF2 的作用下，起始甲酰甲硫氨酰－tRNA 通过反密码子与 mRNA 中的起始密码子 AUG 配对，同时 IF3 脱落，形成 30S 起始复合物，即 IF2－30S 小亚基－mRNA－fMet－tRNA^{fMet}复合物，此过程需要 GTP 和 Mg^{2+} 参与。接下来 50S 大亚基与上述 30S 起始复合物结合，同时 IF2 解离，形成 70S 起始复合物，即 30S 小亚基－mRNA－50S 大亚基－fMet－tRNA^{fMet}复合物。此时，甲酰甲硫氨酰－tRNA（fMet－tRNA）占据 50S 大亚基 P 位，而 A 位则处于空置状态，等待第二个密码相对应的氨酰－tRNA 进入，合成进入延长阶段。

2. 原核细胞蛋白质生物合成时肽链如何延伸？

起始复合物形成之后，按照 mRNA 密码子指令，各种氨酰－tRNA 运输到核糖体并与之结合，合成肽链逐渐延长。每增加一个氨基酸或一个核糖体循环包括氨酰－tRNA 进入 A 位、肽键形成、转位和脱氨酰－tRNA 的释放四个步骤。

①氨酰－tRNA：进入 A 位起始复合物中的甲酰甲硫氨酰－tRNA 占据 P 位，根据 mRNA 上密码子的排列顺序，第二个氨酰－tRNA 进入 A 位，此时，P 位和 A 位均被相应的氨酰－tRNA 所占据。三元复合物氨酰－tRNA－EF－Tu－GTP 形成，该复合物 tRNA 上的反密码子识别 mRNA 上的密码子并与之结合，GTP 分解释放 Pi，EF－Tu－GDP 脱离并与 EFTs 反应生成 GDP 和 EF－Tu－EF－Ts，EF－Tu－EF－Ts 再与 GTP 反应，释放 EF－Ts 生成 EF－Tu－GTP 并进入下一个氨基酸的延长反应。

②肽键形成：P 位的甲酰甲硫氨酰－tRNA 上的酰基与 A 位的氨酰－tRNA 的氨基缩合形成肽键。此过程需要核糖体 50S 大亚基上的肽基转移酶的催化，还需要 Mg^{2+}、K^+ 的存在（肽基转移酶才能保持活性）。此时，P 位上的 tRNA 与肽链的共价键断裂，游离 tRNA 进入 E 位。

③转位：P 位上游离 tRNA 进入 E 位后，P 位空置。由延长因子 G（EF－G）作用和 GTP 分解供能，核糖体在 mRNA 上沿 5′→3′方向上移动一个密码子的距离，结果造成肽酰－tRNA 由 A 位移入 P 位，A 位空置等待接受下一个氨酰－tRNA 进入。

④脱氨酰－tRNA 的释放：延长反应的最后一步是脱氨酰－tRNA（游离的 tRNA）离开核糖体 E 位。

上述四个步骤不断循环，肽链得以不断延长。

第十一章　细胞的信号转导

第一节　内容精要

一、大纲要求

1. 掌握细胞信号转导的各种途径及 cAMP 通路和 $IP_3/DAG-PKC$ 通路机制；
2. 掌握受体的基本概念、受体的类型；
3. 掌握 G 蛋白的结构和功能；
4. 熟悉第二信使及蛋白激酶的作用机制；
5. 了解信号转导与医学的关系。

二、重点及难点提示

重点

1. 细胞的信号分子、受体、第二信使以及信号通路的种类。
2. 细胞膜受体介导的信号转导途径。
3. 建立细胞内信号转导复杂网络系统的概念。

难点

G 蛋白偶联受体介导的两条主要的信号通路。

三、重点名词解释

1. 信号转导　细胞可识别各种化学信号，并通过受体与之结合，将这些信号传入细胞内，产生各种信号分子，导致有规律的级联反应，以改变胞内某些代谢过程，这种通过化学信号分子而实现的对细胞生命活动调节的现象称为细胞的信号转导。

2. 第二信使　为细胞信号转导过程中的刺激信号。指胞内信号分子，是由胞外刺激信号（第一信号）与受体作用后在胞内最早产生的信号分子。

3. G 蛋白　又称为 GTP 结合调节蛋白，一般指任何与鸟苷酸结合的蛋白的总称，但通常所说的 G 蛋白仅仅是信号转导途径中与受体偶联的鸟苷酸结合蛋白，同时也是位于细胞膜胞浆面的外周蛋白，介于膜受体与效应蛋白之间，能偶联膜受体并传导信息，其活性受 GTP 调节。

4. 受体　是细胞膜上或细胞内一类特殊的蛋白质（多为糖蛋白，个别为糖脂），能够特异识别并结合生物活性分子，进而引起种种生物学效应。

四、重点难点解析

1. 细胞信号转导的复杂性

细胞信号转导的复杂性主要表现为多通路、多环节、多层次、整合性、非线性和高度复杂的可控性。①多途径、多层次的细胞信号通路具有收敛和发散的特点。每种受体都能识别和结合各自的特异性配体，来自各种非相关受体的信号可在细胞内激活共同的效应器，从而引起细胞生理、生化反应和细胞行为的改变。另外，来自相同配体的信号，又可发散激活各种不同的效应器，导致多样化的细胞应答。②细胞信号转导既具有专一性又有作用机制的相似性。不同的外源信号可以诱导细胞产生相似的信号转导；一个受体和配体结合可诱发多种信号转导途径③信号转导过程具有信号放大作用，但这种放大作用又必须受到适当控制。④当细胞长期暴露在某种形式的刺激下，细胞对刺激的反应将会降低，这就是细胞进行适应，而且适应的方式各不相同，这就增加了信号转导的复杂性。⑤细胞时时刻刻都处在复杂的信号刺激之下，这些信号分别或协同启动细胞各种信号转导途径，最后做出合理的应答反应。因此，细胞各种不同的信号通路不是彼此孤立的。细胞信号转导最重要的特征之一是构成一个复杂的信号网络系统，它具有高度的非线性和整合性的特点，而且还具有一定的自我修复和补偿能力。

2. G 蛋白的结构及性质

通常所说的 G 蛋白由三个亚单位组成，α、β 和 γ。α 亚单位沿着膜内表面扩散，直到它和酶或离子通道发生联系。α 亚单位对效应酶的抑制性或刺激性活性取决于 α 亚单位的特点。当 α 亚单位结合的 GTP 被水解成 GDP 时，其失活而与 β、γ 亚单位重新结合，作用被阻断。

在三聚体 G 蛋白中，还可根据其作用分为激动型 G 蛋白（Gs）和抑制型 G 蛋白（Gi）两类。许多 G 蛋白是基于特定细菌毒素对他们的修饰来区分的。这些细菌毒素将 ADP－核糖从烟酰胺腺嘌呤二核苷酸（NAD＋）加到 G 蛋白上。此反应被称为 ADP－核糖基化激活 G 蛋白，而在其他情况下，它使 G 蛋白失活。

3. 蛋白激酶及其分类

蛋白激酶是一类磷酸转移酶。蛋白激酶能将 ATP 的磷酸基团转移至底物特定的氨基酸残基上，使蛋白质发生磷酸化，以调节蛋白质的活性，蛋白激酶的底物也可能是另一种蛋白激酶，因此可通过蛋白质的依次磷酸化，而使信号逐级放大，引起细胞效应。

根据蛋白激酶作用底物的不同可分为丝氨酸/苏氨酸蛋白激酶、酪氨酸蛋白激酶、组/赖/精氨酸蛋白激酶、半胱氨酸蛋白激酶、天冬氨酸/谷氨酸蛋白激酶五种类型，由于许多蛋白激酶是被第二信使激活的，根据第二信使的不同，蛋白激酶可分为蛋白激酶 A（依赖于 cAMP）、蛋白激酶 G（依赖于 cGMP）和蛋白激酶 C（依赖于 Ca^{2+}）。

第二节 习题与答案

一、习题

（一）选择题

A 型题

1. 以下不属于信号分子的物质是（ ）
   A. 一氧化氮　　　　　　　　B. 激素
   C. 核酶　　　　　　　　　　D. 生长因子
   E. 神经递质

2. 有关信号分子与受体的作用，下列说法错误的是（ ）
   A. 生物体释放信号分子，并通过这些信号分子作用于细胞膜表面的受体进一步激发细胞内信号转导通路
   B. 不同的信号分子可与细胞受体结合，产生的生理效应一定是不同的
   C. 同一种化学信号分子可与不同的细胞受体结合，但产生的效应可能是不同的
   D. 受体与信号分子空间结构的互补性是两者特异性结合的主要因素
   E. 每一种细胞都有特定的受体和相应的信号转导系统

3. 不属于细胞膜受体的是（ ）
   A. 细胞因子受体　　　　　　B. 核受体
   C. 离子通道偶联型受体　　　D. G 蛋白偶联受体
   E. 酶偶联受体

4. 下列说法错误的是（ ）
   A. 腺苷酸环化酶能催化 ATP 生成 cAMP
   B. cAMP 通路的首要效应酶是腺苷酸环化酶，cAMP 可被磷酸二酯酶限制性清除
   C. 结合 GTP 的 α 亚基具有活性，而 βγ 亚基复合物没有活性
   D. βγ 亚基复合物与游离的 Gs 的 α 亚基结合，而使 Gs 的 α 亚基失活
   E. 被激活的蛋白激酶 A 的催化亚基转位进入细胞核，使基因调控蛋白磷酸化

5. 关于 cAMP 依赖性蛋白激酶说法不正确的是（ ）
   A. 由催化亚基和调节亚基组成
   B. 对底物特异性要求低
   C. 催化的底物广泛
   D. 是一种能被 AMP 活化的蛋白激酶
   E. 可催化蛋白质上某些特定丝氨酸/苏氨酸残基的磷酸化

6. 关于蛋白激酶不正确的说法是（ ）
   A. 为一类磷酸转移酶
   B. 主要有酪氨酸蛋白激酶与丝氨酸/苏氨酸蛋白激酶等

C. 催化蛋白磷酸化的过程是不可逆的

D. 在细胞的生长、增殖、分化等过程中有重要的作用

E. 许多胞内信号分子自身就是蛋白激酶

7. 细胞内信号转导途径中的第二信使不包括（　　）

  A. DG   B. cAMP

  C. Ca^{2+} D. G 蛋白

  E. IP3

8. 下列哪项不是 IP_3 信号途径的生物学作用（　　）

  A. 参与神经细胞兴奋性的调节

  B. 参与肌肉收缩

  C. 参与 $IP3/Ca^{2+}$ 和 DAG/PKC 的协调作用

  D. 参与细胞增殖

  E. 参与炎症和免疫反应

9. cAMP 是腺苷酸环化酶在 G 蛋白激活下，催化下列何种物质生成的产物（　　）

  A. ATP   B. ADP

  C. GTP   D. GDP

  E. AMP

10. PIP2 分解后生成的物质中能促使钙离子释放的是（　　）

  A. IP3   B. DG

  C. CaM   D. PKC

  E. NO

11. 肌肉收缩受哪项调节（　　）

  A. 温度   B. NO

  C. 氧自由基   D. 激素

  E. Ca^{2+} 浓度

12. 关于膜受体，下列哪项说法不正确（　　）

  A. 不同的膜受体可以接受不同的信号

  B. 是细胞膜上一种特殊的蛋白质

  C. 能识别配体并与之结合

  D. 与配体结合后可以引发一系列的反应

  E. 能选择性地与细胞内活性物质结合

13. 配体是（　　）

  A. 细胞膜中的脂类分子   B. 细胞膜中的蛋白分子

  C. 第一信使   D. 第二信使

  E. 抗体

14. PKC 在没有被激活时，游离于细胞质中，一旦被激活就成为膜结合蛋白，这种变化依赖于（　　）

A. 磷脂和 Ca^{2+} B. IP3 和 Ca^{2+}

C. DG 和 Ca^{2+} D. DG 和磷脂

E. DG 和 IP3

B 型题

15~17 题备选答案

A. β-肾上腺素受体   B. 血管紧张素受体

C. 代谢型谷氨酸受体   D. 胰岛素受体

E. 乙酰胆碱受体

15. 属于离子通道型受体的是（   ）

16. 属于 G 蛋白偶联受体的是（   ）

17. 属于酪氨酸蛋白激酶型受体的是（   ）

18~19 题备选答案

A. α 亚基   B. β 亚基

C. γ 亚基   D. α 亚基与 β 亚基

E. β 亚基与 γ 亚基

18. G 蛋白上存在 GDP 或 GTP 结合位点的亚基是（   ）

19. G 蛋白偶联受体与配体结合后，受体分子上与 G 蛋白哪个亚基结合的位点将暴露（   ）

20~21 题备选答案

A. DG   B. NO

C. DAG   D. cAMP

E. IP3

20. 动员细胞内储存 Ca^{2+} 释放的第二信使分子是（   ）

21. 不属于第二信使的是（   ）

X 型题

22. 根据信号转导机制和受体蛋白类型的不同，细胞膜受体分别属于（   ）

A. 核受体   B. 胞内受体

C. 离子通道偶联受体   D. G 蛋白偶联受体

E. 酶偶联的受体

23. 受体的功能包括（   ）

A. 特异性识别并结合相应的配体

B. 结合其他的受体

C. 吞噬和消化相应的配体

D. 将信号向其他信号分子转导

E. 使细胞产生生物学效应

24. 细胞内与 G 蛋白作用密切相关的第二信使有（   ）

A. cAMP   B. 三磷酸肌醇

C. 二酯酰甘油 D. cGMP

E. NO

25. 与细胞信号转导有关的受体分为（ ）

A. 生长因子类受体 B. 配体闸门离子通道

C. G 蛋白偶联受体 D. 细胞核受体

E. 线粒体膜受体

26. 下列属于配体的是（ ）

A. 激素 B. 神经递质

C. 药物 D. 生长因子

E. 抗原

27. G 蛋白家族的共同特征是（ ）

A. 由 α、β、γ 三个亚基构成 B. 具有结合 GTP 或 GDP 的能力

C. 具有 GTP 酶的活性 D. 能够通过改变构象来激活效应蛋白

E. 可分为 Gs、Gi 两种

28. 下述哪些受体属于细胞膜受体（ ）

A. 生长因子受体 B. 神经递质受体

C. 甾类激素受体 D. G 蛋白偶联受体

E. 配体闸门通道

（二）填空题

1. 细胞信号转导系统包括_____、_____及其_____。

2. 根据受体位置的不同，细胞信号转导方式可分为_____受体介导的跨膜信号转导通路和_____受体介导的信号转导通路。

3. 信号分子可根据其特点和作用方式分为如下几类：_____，_____，_____。

4. _____是细胞膜上或细胞内一类特殊的蛋白质（个别受体为糖脂），能够特异识别并结合生物活性分子，进而引起种种生物学效应。能与受体进行特异性结合的生物活性分子称为_____。

5. 受体的基本类型有_____，_____，_____，_____。

6. 蛋白激酶是一种由_____组成的别构酶，包括 2 个相同的_____亚基和 2 个相同的_____亚基。

7. 腺苷酸环化酶的活性受_____调节，当激素等配体与细胞膜受体结合后，通过_____激活腺苷酸环化酶，导致 cAMP 的产生，而_____则抑制腺苷酸环化酶，使 cAMP 减少。

8. 磷脂酶 C（PLC）可使膜中_____分解为两个细胞内信使_____和_____，_____能激活蛋白激酶 C（PKC），活化的 PKC 可催化细胞许多生理活动，该信号通路为_____途径。

（三）名词解释

1. 信号转导
2. 受体
3. G 蛋白
4. 第二信使

（四）问答题

1. 试述细胞间信号的转导过程。
2. 常见的受体的种类有哪些？
3. cAMP 信号途径的作用机制是什么？
4. 试述 G 蛋白的结构及特点。

二、答案与题解

（一）选择题

A 型题

1. C	2. B	3. B	4. B	5. D
6. C	7. D	8. C	9. A	10. A
11. E	12. E	13. C	14. C	

B 型题

15. E	16. A	17. D	18. A	19. A
20. E	21. B			

X 型题

22. CDE	23. ADE	24. ABCD	25. ABCD	26. ABCDE
27. ABCDE	28. ABDE			

（二）填空题

1. 受体；相应的信号转导通路；作用终端
2. 膜；胞内
3. 激素；神经递质；局部化学介质
4. 受体；配体
5. 酪氨酸激酶 配体闸门离子通道；G 蛋白偶联受体；细胞内受体
6. 四聚体；调节；催化
7. G 蛋白；激动型 G 蛋白；抑制型 G 蛋白
8. 磷脂酰肌醇二磷酸（PIP2）；甘油二酯（DAG）；三磷酸肌醇（IP3）；DAG；IP$_3$／DAG－PKC

（三）名词解释

1. 信号转导（cell signal system） 细胞可识别各种化学信号，并通过受体与之结合，将这些信号传入细胞内，产生各种信号分子，导致有规律的级联反应，以改变胞内某些代谢过程，这种通过化学信号分子而实现的对细胞生命活动调节的现象称为细胞的信号转导。

2. 受体（receptor）：是细胞膜上或细胞内一类特殊的蛋白质（多为糖蛋白，个别为糖脂），能够特异识别并结合生物活性分子，进而引起种种生物学效应。

3. G 蛋白（G protein） 又称为 GTP 结合调节蛋白，一般指任何与鸟苷酸结合的蛋白的总称，但通常所说的 G 蛋白仅仅是信号转导途径中与受体偶联的鸟苷酸结合蛋白，同时也是位于细胞膜胞浆面的外周蛋白，介于膜受体与效应蛋白之间，能偶联膜受体并传导信息，其活性受 GTP 调节。

4. 第二信使 为细胞信号转导过程中的刺激信号。指胞内信号分子，是由胞外刺激信号（第一信号）与受体作用后在胞内最早产生的信号分子。

（四）问答题

1. 试述细胞间信号的转导过程。

①细胞外信号分子：激素、神经递质、局部化学介质等；②细胞表面以及细胞内（细胞核）受体与胞外信号分子结合；③受体将信号分子所携带的信息转变为细胞内信号分子；④细胞内的信号途径，信号分子所携带的信息最终转化为细胞的各种生物学效应。

2. 常见的受体的种类有哪些?

（1）酪氨酸蛋白激酶受体 酪氨酸蛋白激酶受体（Receptortyrosinekinase，RTK）包括近二十种不同的受体家族，如胰岛素受体、多种生长因子受体以及与其有同源性的癌基因产物。RTK 的结构包括胞外段、跨膜区段和胞内段三部分，其胞外区是结合配体结构域，其胞内段具有酪氨酸蛋白激酶（Proteintyrosinekinase，PTK）活性。当 RTK 与配体结合后，受体自身构象改变，发生聚合，形成同源或异源二聚体，进一步磷酸化，可激活受体本身的酪氨酸蛋白激酶活性。与这类受体结合的配体是可溶性或膜结合的多肽或蛋白类激素，主要有细胞因子（如白介素）、生长因子和胰岛素等。

酪氨酸蛋白激酶受体在细胞生长、分化、代谢及机体的胚胎发育过程中起着重要作用。

（2）配体闸门离子通道 配体闸门离子通道（ligand–gated ion channel）是一类自身为离子通道的受体，这类受体既是受体又是离子通道。这种离子通道由多个亚基共同围成离子通道，每个亚基是由单一多肽链反复 4 次穿过细胞膜形成（P2X 受体例外），其开启和关闭取决于该通道型受体与配体的结合状态，当受体与配体结合可直接导致通道开放，Na^+、K^+、Ca^+ 等跨膜流动转导信息。这类受体主要存在于肌肉、神经等细胞，在神经冲动的快速传递中起作用。

（3）G蛋白偶联受体　G蛋白偶联受体（G protein – coupled receptor，GPCR）又称为七次跨膜受体，是由400～600个氨基酸残基组成的单链糖蛋白，都由1条单一肽链形成7个α螺旋区横跨细胞膜7次，此类受体被配体激活后，均需与鸟苷酸结合蛋白（guanine nucleotide – binding protein）（简称G蛋白）相偶联，影响相应的效应酶活性，使胞内产生信使分子，实现跨膜信息传递。

G蛋白偶联受体为数量庞大的超家族，包括多种肽类激素、神经递质等的受体。

（4）细胞内受体　糖皮质激素受体、盐皮质激素受体、雄激素受体、雌激素受体等类固醇激素受体以及甲状腺素受体存在于胞浆或胞质内，为胞内受体。

胞内受体的特点是：有相似的高级结构，在受体C端有激素结合域，可与激素结合；中央C区是DNA结合域；N端是调节区，是受体的转录激活区之一。这三个基本结构区域中，DNA结合域富含半胱氨酸、碱性氨基酸，并重复出现半胱 $-X_2-$ 半胱 $-X_{13-15}-$ 半胱 $-X_2-$ 赖 $-$ 序列，各种受体中这段序列高度同源。而N端调节区的氨基酸组成和长度变化大，这种N端序列的差异对于选择不同的靶基因有着一定的意义。

胞内受体有活性和非活性两种状态，被激活的受体结合于相应靶基因的DNA序列上，起调节作用。

3. cAMP信号途径的作用机制是什么？

当配体分子和受体结合后，首先诱发受体分子构象改变，通路内的成分相互协调进行信号传递，发生激活或抑制作用，调节细胞内第二信使cAMP的水平，使信息跨膜传递并放大，从而影响细胞内的代谢活动。多种配体可以引起cAMP的含量的增高，但不同的靶细胞，引起的细胞效应均不相同。

4. 试述G蛋白的结构及特点。

G蛋白（G protein）即鸟苷酸结合蛋白，一般指任何与鸟苷酸结合的蛋白的总称，但通常所说的G蛋白仅仅是信号转导途径中与受体偶联的鸟苷酸结合蛋白，同时也是位于细胞膜胞浆面的外周蛋白，介于膜受体与效应蛋白之间，能偶联膜受体并传导信息，其活性受GTP调节。

G蛋白由三个亚基组成，分别是α亚基（45kD）、β亚基（35kD）、γ亚基（7kD）。α亚基是决定G蛋白功能的主要亚基，具有GTP酶的活性，β和γ亚单位一般以βγ聚合体形式存在。

G蛋白有两种构象，一种为非活化型，另一种为活化型，这两种构象在一定的条件下是可以互相转化的。在基础状态时，G蛋白以非活化型形式存在，α、β、γ三亚基形成异源三聚体，此时α亚基上结合有GDP，当配体与受体结合后，G蛋白转化为活化型，其过程为：配体结合并激活受体，活化的受体与G蛋白作用，使α亚基与βγ亚基解离，α亚基释放出GDP而结合GTP，形成有活性的Gα – GTP，进一步对其下游的效应蛋白产生作用，传递信号。当配体与受体解离后，α亚基上的GTP在其内源性GTP酶的作用下水解成GDP，形成无活性的Gα – GDP，Gα – GDP与效应蛋白分开，重新与βγ亚基形成异源三聚体。G蛋白的激活与失活构成了G蛋白循环。

第十二章 细胞增殖和细胞周期

第一节 内容精要

一、大纲要求

1. 掌握细胞增殖的方式，细胞有丝分裂和减数分裂的过程，细胞周期的概念，细胞周期的分期，细胞周期各时相的主要生化活动，细胞周期调控的关键因子。

2. 熟悉细胞有丝分裂中纺锤体形成的过程及纺锤体装置的类型，细胞周期的三个关卡在细胞周期中的意义。

3. 了解胞质分裂的过程，各种内外因素在细胞周期调控中的作用及其机制，细胞周期与医学的关系。

二、重点及难点提示

重点

1. 概念：细胞有丝分裂、细胞减数分裂、细胞周期。

2. 细胞增殖的方式。

3. 细胞有丝分裂和减数分裂的过程。

4. 细胞周期各时相的动态变化及其调控。

难点

1. 纺锤体形成的过程。

2. 细胞周期蛋白、细胞周期蛋白依赖性激酶对细胞周期的调控。

三、重点名词解释

1. 有丝分裂（mitosis）　有丝分裂又称为间接分裂（indirect division），细胞在进行此种分裂时，必须经过两个明显的连续过程：首先，经复制后的染色体必须移向细胞相对的两极；其次，细胞质必须按一定方式分裂。这样既保证每个子细胞不仅接受一套染色体，而且还接受包含必需的细胞质成分和细胞器。

2. 纺锤体（spindle）　在前期末时细胞中出现一种纺锤样的结构，是由星体微管、极间微管、动粒微管纵向排列组成。

3. 减数分裂（meosis）　减数分裂是一种特殊的有丝分裂，发生于有性生殖个体或生物的生殖细胞中。通过减数分裂，染色体数目减少一半，即由 2n 变为 n。

4. 细胞周期（cell cycle）　是指细胞从上一次分裂结束到下一次分裂结束所经历的整个过程。根据光学显微镜所观察到的细胞分裂时的活动，可以将细胞周期分为两个主要的时期：分裂间期和分裂期。

5. 细胞周期蛋白（Cyclin）　是一类随细胞周期变化而出现与消失的蛋白质，真核生物的细胞周期蛋白由一个相关基因家族编码，具有同源相似性。

6. 生长因子（growth factor）　生长因子是由细胞自分泌或旁分泌产生的一类可以与细胞膜上特异受体结合，起调节细胞周期作用的多肽类物质。当生长因子与其受体结合后，经过信号的转换及传递，激活细胞内多种蛋白激酶，引起与细胞周期进程相关的蛋白质发挥作用，细胞周期由此受到调节。

7. 癌基因（V－oncogene）　在逆转录病毒的基因组中存在的能引起动物宿主细胞恶性转化的基因，这种基因就是癌基因，也称为病毒癌基因。

四、重点难点解析

（一）细胞分裂

真核细胞的分裂方式可分为：无丝分裂、有丝分裂和减数分裂。

1. 有丝分裂　是高等真核生物细胞分裂的主要方式，根据分裂细胞形态和结构的变化，可将连续的有丝分裂过程分为前、中、后、末四个时期。

（1）**前期（prophase）的主要特征**　染色质凝集、核仁解体、核膜破裂、纺锤体形成及染色体向赤道板运动。

（2）**中期（metaphase）的主要特征**　染色体达到最大程度的凝集，并排列在细胞中央的赤道板上。

（3）**后期（anaphase）的主要特征**　随着着丝粒的分开染色单体开始向两极移动。

（4）**末期（telophase）的主要特点**　子代细胞核的出现及胞质分裂。

2. 减数分裂　减数分裂发生于有性生殖个体或生物的生殖细胞中，其主要特征是：DNA 复制一次，细胞连续分裂两次，最后产生四个子代细胞，每个子代细胞所含染色体数目减半，即由 2n 变为 n。

减数分裂包括两次分裂过程，分别称为第一次减数分裂（meiosis Ⅰ）及第二次减数分裂（meiosis Ⅱ），每次分裂同样包括前期、中期、后期、末期。两次分裂之间有一个短暂的间期，此间期不进行 DNA 合成。

（二）细胞周期

1. 细胞周期的概念　细胞从上一次分裂结束到下一次分裂结束所经历的整个过程。细胞周期包括 G_1 期、S 期、G_2 期和 M 期。

2. 细胞周期各时相的动态变化　G_1 期，细胞大量合成 mRNA、rRNA、tRNA 及蛋白质，为 S 期 DNA 复制做准备；S 期，进行 DNA 复制及组蛋白、非组蛋白的合成；G_2 期，合成 ATP、RNA 和与 M 期结构、功能相关的蛋白质；M 期，即细胞发生有丝分裂。

3. 细胞周期的调控

（1）细胞周期蛋白　细胞周期蛋白（Cyclin）是一类随细胞周期变化而出现与消失的蛋白质，包括 Cyclin A～H 等几大类。它们在细胞周期的不同阶段相继表达，与细胞中其他一些蛋白结合后，参与细胞周期相关活动的调节。

（2）细胞周期蛋白依赖性激酶　在细胞周期调节中，Cyclin 家族蛋白往往与细胞周期蛋白依赖性激酶（Cyclin - dependent kinase，Cdk）结合才具有调节活性，不同的 Cdk 通过结合特定的 Cyclin，使其发生磷酸化，引发细胞周期调控事件。Cdk 与 Cyclin 结合是其活化的首要条件，Cdk 的磷酸化状态是其活化的保障，Cdk 还受到 CKI 的负性调控。

（3）Cyclin - Cdk 的调控作用　Cyclin - Cdk 复合物是细胞周期调控的核心，随着该复合体的形成与降解，促发细胞通过 G_1 关卡、G_2 关卡和有丝分裂中期关卡。

4. 参与细胞周期调控的其他因素　细胞能自分泌或旁分泌产生许多蛋白因子，如细胞因子、抑素，与细胞膜上特异受体结合，调节细胞周期。正常细胞中还表达大量细胞癌基因和抑癌基因，其基因产物亦参与细胞周期的调控。

第二节　习题与答案

一、习题

（一）选择题

A 型题

1. 细胞周期中，哪一时期最适合研究染色体的形态结构（　）
　　A. 间期　　　　　　　　　　B. 前期
　　C. 中期　　　　　　　　　　D. 后期
　　E. 末期

2. 同源染色体联会发生在（　）
　　A. 偶线期　　　　　　　　　B. 细线期
　　C. 粗线期　　　　　　　　　D. 双线期
　　E. 终变期

3. 在减数分裂中，开始出现四分体，非姐妹染色单体发生交叉的时期为（　）
　　A. 细线期　　　　　　　　　B. 粗线期
　　C. 双线期　　　　　　　　　D. 偶线期
　　E. 终变期

4. 减数分裂中细胞 DNA 含量的减半（相对于体细胞）发生在什么时期（　）
　　A. 末期 I　　　　　　　　　B. 末期 II
　　C. 前期 I　　　　　　　　　D. 后期 I

E. 后期 Ⅱ

5. 细胞周期的顺序是（　　）

    A. M 期、G_1 期、G_2 期、S 期   B. M 期、S 期、G_1 期、G_2 期

    C. G_1 期、G_2 期、S 期、M 期   D. G_1 期、S 期、M 期、G_2 期

    E. G_1 期、S 期、G_2 期、M 期

6. 细胞增殖周期的划分主要依据（　　）

    A. 蛋白质含量周期性变化   B. DNA 含量周期性变化

    C. RNA 含量周期性变化   D. 酶含量周期性变化

    E. 都不是

7. 一般来讲，细胞周期各时相中持续时间最短的是（　　）

    A. G_0 期   B. G_1 期

    C. G_2 期   D. S 期

    E. M 期

8. 人体中具有增殖潜能但暂不增殖的细胞称为（　　）

    A. G_0 期细胞   B. G_1 期细胞

    C. G_2 期细胞   D. S 期细胞

    E. M 期细胞

9. 细胞增殖周期中 DNA 聚合酶的合成是在（　　）

    A. G_0 期   B. G_1 期

    C. G_2 期   D. S 期

    E. M 期

10. 细胞周期中，DNA 增加一倍发生在（　　）

    A. G_0 期   B. G_1 期

    C. G_2 期   D. S 期

    E. M 期

11. 人类的一个体细胞在 G_1 期的 DNA 含量为（　　）

    A. 1n   B. 2n

    C. 3n   D. 4n

    E. 5n

12. 下列哪个不是调控细胞增殖的因素（　　）

    A. 秋水仙素   B. 细胞周期蛋白

    C. 成熟促进因子   D. 抑癌基因

    E. 生长因子

13. 细胞周期蛋白 B 含量的高峰出现在（　　）

    A. G_0 期   B. G_1 期

    C. G_2 期   D. S 期

    E. M 期

14. 细胞周期蛋白 D 可与 CDK4、CDK6 结合，作用于（　　）

　　A. G_2 期向 M 期转变的过程中　　　B. S 期向 G_2 期转变的过程中

　　C. G_1 期向 S 期转变的过程中　　　D. M 期向 G_1 期转变的过程中

　　E. S 期

15. 下列说法错误的是（　　）

　　A. 当 Cyclin 一旦与 Cdk 结合后，即可激活 Cdk 活性

　　B. CyclinB－Cdk 复合物又被称为成熟促进因子

　　C. Cdk 与 Cyclin 结合是活化的首要条件

　　D. Cdk 的磷酸化状态是其活化的保障

　　E. Cdk 受 CKI 的负性调控作用

B 型题

16～19 题备选答案

　　A. 细线期　　　B. 偶线期　　　C. 粗线期　　　D. 双线期　　　E. 终变期

16. 减数分裂中，同源染色体的联会发生在（　　）

17. 减数分裂中，四分体出现是在（　　）

18. 减数分裂中，染色单体间产生交叉发生在（　　）

19. 减数分裂中，细胞核膜、核仁消失发生在（　　）

20～23 题备选答案

　　A. 间期　　　B. 前期　　　C. 中期　　　D. 后期　　　E. 末期

20. 有丝分裂中，染色体凝集、核仁解体、核膜消失发生在（　　）

21. 染色单体分离开始向两极移动发生在（　　）

22. 两组子染色体移动到两极并开始解旋是在（　　）

23. 染色体排列在赤道板上是在（　　）

X 型题

24. 关于细胞周期的叙述，正确的是（　　）

　　A. 间期经历的时间比 M 期长

　　B. M 期蛋白质合成减少

　　C. 某些 RNA 从 G_1 期开始合成

　　D. 前期染色质凝集成染色体

　　E. 间期细胞处于休止状态

25. 在细胞周期的 G_1 发生的事件有（　　）

　　A. 细胞不断生长，合成 rRNA、mRNA、tRNA

　　B. 复制与 S 期相关的酶

　　C. DNA 复制

　　D. 核仁消失

　　E. 遗传物质平均分配到两个子细胞

26. 细胞增殖周期包括（　　）

A. 细胞滞留　　B. DNA 复制

C. 细胞生长　　D. 细胞核分裂

E. 细胞质分裂

27. 下列哪些物质在 G_1 期中迅速合成（　　）

A. RNA　　　　B. 酶

C. 蛋白质　　　D. DNA

E. 组蛋白

28. 细胞周期蛋白家族包括（　　）

A. Cyclcin A　　B. Cyclcin B

C. CDK8　　　　D. Cyclcin D

E. CDK2

29. G_1 期周期蛋白包括（　　）

A. Cyclcin B　　B. Cyclcin C

C. Cyclcin D　　D. Cyclcin E

E. Cyclcin G

30. 下列哪些物质对细胞的增殖具有调节作用（　　）

A. 细胞癌基因　B. 抑癌基因

C. 生长因子　　D. 抑素

E. Cdk 抑制因子

（二）填空题

1. _____ 与 _____ 交替进行的周期即为细胞周期。

2. 真核细胞的分裂方式可分为：_____、_____ 和 _____。

3. 根据分裂细胞形态和结构的变化，可将连续的有丝分裂过程分为 _____、_____、_____ 和 _____ 四个时期。

4. 纺锤体是由 _____、_____、_____ 纵向排列组成。

5. 所有染色体排列到 _____ 上，标志着细胞分裂进入中期。

6. 染色体到达 _____，标志着细胞分裂进入末期。

7. 细胞减数分裂中，根据细胞形态的变化可以将前期 I 分为 _____、_____、_____、_____ 和 _____。

8. 同源染色体发生联会的过程主要发生在减数分裂前期 I 中的 _____。

9. 正常细胞周期有三个调节关卡，分别为 _____、_____、_____。

10. S 期内细胞主要进行 _____ 的合成。

11. G_2 期是细胞从 _____ 到 _____ 的阶段，这一时期主要为 _____ 准备物质条件。

12. MPF 又称 _____。

13. 细胞周期的调控主要依赖两类蛋白分别为 _____ 和 _____。

153

（三）名词解释

1. 有丝分裂
2. 纺锤体
3. 减数分裂
5. 细胞周期
5. 细胞周期蛋白
6. 生长因子
7. 癌基因

（四）问答题

1. 比较有丝分裂和减数分裂的异同。
2. 试述细胞有丝分裂各时期的主要事件。
3. 细胞周期中有哪些主要的关卡，各起何作用？
4. 试述细胞周期蛋白依赖性激酶的调节因素。

二、答案与题解

（一）选择题

A 型题

1. C	2. A	3. B	4. B	5. E
6. B	7. E	8. A	9. B	10. D
11. B	12. A	13. C	14. C	15. B

B 型题

16. B	17. B	18. C	19. E	20. B
21. D	22. E	23. C		

X 型题

24. ABCD	25. ABD	26. BCDE	27. ABC	28. ABD
29. BCD	30. ABCDE			

（二）填空题

1. 细胞生长；细胞分裂
2. 无丝分裂；有丝分裂；减数分裂
3. 前期；中期；后期；末期
4. 星体微管；极间微管；动粒微管
5. 赤道板
6. 两极

7. 细线期；偶线期；粗线期；双线期；终变期

8. 偶线期

9. G_1 关卡；G_2 关卡；有丝分裂中期关卡

10. DNA

11. DNA 合成结束；分裂期开始前；细胞分裂

12. 成熟促进因子

13. 细胞周期蛋白；细胞周期蛋白依赖性激酶

（三）名词解释

答案见重点名词解释。

（四）问答题

1. 比较有丝分裂和减数分裂的异同。

减数分裂与有丝分裂的共同点都是通过纺锤体同染色体的相互作用进行的细胞分裂。但二者之间又有许多差异：①有丝分裂是体细胞的分裂方式，减数分裂是生殖细胞产生配子的过程。②有丝分裂是一次细胞周期，DNA 复制一次，分裂一次，染色体数目不变；减数分裂是两次细胞周期，DNA 复制一次，细胞分裂两次，染色体数目减半。③有丝分裂中，每个染色体是独立活动；在减数分裂中，染色体要配对、联会、交换和交叉。④有丝分裂之前，经 DNA 合成，完成进入 G_2 期后才进行有丝分裂；减数分裂之前，DNA 合成时间很长，一旦合成，即进入减数分裂期，G_2 期短或没有。⑤有丝分裂时间短，1~2 小时；减数分裂时间长，几十小时至几年。

2. 试述细胞有丝分裂各时期的主要事件。

有丝分裂是高等真核生物细胞分裂的主要方式。前期的主要特征是：染色质凝集、核仁解体、核膜破裂、纺锤体形成及染色体向赤道板运动；中期的主要特征是：染色体达到最大程度的凝集，并排列在细胞中央的赤道板上；后期的主要特征是：随着着丝粒的分开染色单体开始向两极移动；末期的主要特点是：子代细胞核的出现及胞质分裂。

3. 细胞周期中有哪些主要的关卡，各起何作用？

G_1 关卡的主要作用是监测细胞的大小、生长因子信号和受损的 DNA；G_2 关卡的主要作用是检测细胞内 DNA 复制是否完毕及其复制的正确性；有丝分裂中期关卡的主要作用是监测所有的染色体是否都与纺锤体相连，并排列赤道板上，否则细胞将不能进行有丝分裂和胞质分裂。

4. 试述细胞周期蛋白依赖性激酶的调节因素。

（1）Cdk 与 Cyclin 结合是活化的首要条件　Cyclin 蛋白的活化需要结合 Cdk，而 Cdk 也必须与 Cyclin 结合才能暴露出其激酶的活性位点。而 Cdk 的失活亦依赖于 Cyclin，在细胞周期进程中 Cyclin 可不断地被合成与降解，Cdk 对蛋白质磷酸化的作用也由此呈现出周期性的变化。

（2）Cdk 的磷酸化状态是其活化的保障　Cdk 分子的完全活化还需经历一系列磷酸化

和去磷酸化的过程，当施加于 Cdk 上的激酶和磷酸酶的力量平衡时，Cdk 才最终被激活。

（3）Cdk 抑制因子的负性调节　　Cdk 的活性也受到 CKI 的负性调控，CKI 能与 Cyclin－Cdk 复合物结合，一方面使 Cdk 活性位点发生构象改变，另一方面阻碍 ATP 对 Cdk 的附着，抑制 Cdk 的活性。

第十三章 细胞分化

第一节 内容精要

一、大纲要求

1. 掌握细胞分化、细胞分化潜能和细胞决定的概念；
2. 掌握细胞分化的分子基础是基因的选择性表达；
3. 了解细胞分化的外在影响因素；
4. 了解细胞分化与癌变。

二、重点及难点提示

重点

1. 细胞分化的基本概念。
2. 细胞分化的分子机制。

难点

1. 细胞分化的影响因素。
2. 细胞分化有由异常引起的细胞癌变。

三、重点名词解释

1. 细胞分化（cell differentiation）　是指同一来源（如受精卵）的细胞分裂后逐渐产生形态结构、功能和生化特征形成稳定性差异的另一类细胞的过程。

2. 全能性（totipotency）　指生物体个体发育的早期阶段，所有细胞都有发育成不同组织或细胞类型的潜能。

3. 细胞决定（cell determination）　是细胞潜能逐渐受限的过程，也是有关分化的基因选择性表达前的过渡阶段，具有高度的遗传稳定性。

4. 管家基因（或称持家基因）（house keeping gene）　是维持各种细胞基本活动所不可缺少的基因，对细胞分化一般只起辅助作用。

5. 特异性基因（tissue specific gene）　或称奢侈基因（luxury gene），这类基因为细胞特异性蛋白质编码，它对细胞的生存并无直接影响，但对细胞分化起重要作用。

6. 胚胎诱导（embryonic induction）　在动物胚胎发育过程中，一个细胞与邻近细胞的相互作用，在细胞分化中起着重要作用。各胚层之间能相互促进细胞分化和组织器官发生的正向作用称为胚胎诱导。

7. 转录调控（transcriptional control） 是细胞分化基因表达的重要调控方式，通过转录调控，控制着基因在不同组织中进行差异表达。

8. 翻译调控（translational control） 是指基因转录的 mRNA 有选择性地翻译成蛋白质。

9. 原癌基因（proto - oncogene） 是细胞内与细胞增殖相关的基因，是维持机体正常生命活动所必需的，在进化上高等保守。当原癌基因的结构或调控区发生变异，基因产物增多或活性增强时，使细胞过度增殖，从而形成肿瘤。

10. 抑癌基因（tumor suppressor genes） 又称肿瘤抑制基因，是正常细胞增殖过程中的负调控因子，能够阻止细胞周期的进程，进而限制细胞的增殖，其基因的失活有利于癌变的发生。

四、重点难点解析

1. 细胞分化

细胞分化是结构和功能发生差异的过程，而结构和功能是由蛋白质决定的，所以细胞分化的实质是细胞发育过程中特异蛋白质的合成，其实质在于基因选择性的表达。

（1）细胞分化的特点

①细胞分化是基因选择性表达的结果；

②组织特异性基因与管家基因；

③组合调控引发组织特异性基因的表达；

④单细胞有机体的细胞分化与多细胞有机体细胞分化的差异。

（2）细胞决定

细胞决定是指细胞在发生可识别的分化特征之前，就已确定了未来的发育命运，并向着特定方向分化，称为细胞决定。决定制约着细胞分化的方向并具有遗传稳定性。

（3）具有全能性的细胞与细胞核

①细胞全能性：单个细胞经分裂和分化后仍具有发育成完整个体的能力，称为细胞全能性。在胚胎发育过程中，受精卵是全能的细胞。随着分化发育的进程，细胞逐渐丧失其分化潜能，仅具有分化成有限细胞类型的潜能，这种潜能称为细胞的多能性。如胚胎发育的三胚层形成后，成为多能性细胞，最后成单能性，形成在形态上特化、功能上专一化的终末分化细胞。这种由全能到多能，再到单能的发育趋向，是细胞分化的一个普遍规律。

②全能性细胞核：在细胞分化过程中，细胞核始终保持其分化全能性，即使终末分化细胞，其细胞核同样包含全部的遗传物质信息，即具有发育为完整个体的"全能性"。

（4）细胞分化与细胞增殖

细胞分化是在细胞增殖的基础上进行的，细胞分化发生于细胞增殖的 G1 期。细胞的分裂能力随细胞分化程度而降低。即在细胞全能性上，分化减少了细胞的全能性，增殖基本上不会影响全能性。

2. 细胞分化的影响因素

细胞分化是生物发生中的一个极为复杂的过程，其中基因差别表达是细胞分化过程的关键环节，但不能简单地归结为专一基因群的稳定开放或关闭。事实是调节细胞分化过程的环节要涉及基因表达的各个水平和细胞生命活动的许多方面。影响细胞分化的因素有内在和外在两种。

（1）影响细胞分化的内在因素

①细胞质：胚胎发育过程中，从卵母细胞开始，细胞质或表面区域就是不均质的。这种不均质性，对胚胎的早期发育有很大影响，在一定程度上决定细胞的早期分化。

②细胞核的作用：在细胞分化中，细胞核起着重要或决定性的作用。首先遗传物质决定性状，而遗传物质位于细胞核内；其次从全能细胞到多能细胞，再到单能细胞，是细胞核内基因选择性表达的结果。

③核质相互作用：细胞核中的基因对细胞质的代谢起调节作用；细胞质对核内基因的活性有控制作用。因此，核质的作用是相互的，紧密联系着的，共同影响着细胞分化。

（2）影响细胞分化的外在因素

①细胞相互作用诱导细胞分化：在动物胚胎发育过程中，一个细胞与邻近细胞的相互作用，在细胞分化中起着重要作用。各胚层之间能相互促进细胞分化和组织器官发生的正向作用称为胚胎诱导。细胞间的相互作用是有层次的，可分为初级诱导、次级诱导和三级诱导。

②激素对细胞分化的作用：在胚胎细胞发育早期，邻近细胞间的相互作用可诱导细胞分化。发育晚期，细胞分化还受到激素的调节。由于激素是在发育后期产生作用的，因此，激素所引起的反应是按预先决定的分化程序进行的，激素由血液循环输送到不同部位影响细胞分化，所以远距离的作用主要依靠激素，它的作用主要是引发靶细胞进行分化。

③位置信息在细胞分化中的作用：在组织、器官的建成中，细胞受到某种指令的控制，从而使动物躯体的组织、器官的大小、形态受到控制。如肢体的形成不仅需要肌肉、神经、骨骼和皮肤在数量上的增加，而且还需要它们在空间上的分布。在特化区域中，细胞生长在空间上的局限性对形态发生具有重要作用，可使特化的组织器官保持一定大小的形态和空间位置。因此，位置信息就是使细胞能正确地按发育指令进行形态构建。

④环境因素影响细胞的分化：环境中的物理、化学因子往往以提供信号的形式影响机体的细胞分化。个体发育中的细胞分化的基础是建立在细胞内部，而环境因素只是外在条件。

第二节 习题与答案

一、习题

（一）选择题

A 型题

1. 同源细胞逐渐变为结构和功能及生化特征上相异细胞的过程是（ ）
   A. 增殖 　　　　　　　　　B. 分裂
   C. 分化 　　　　　　　　　D. 发育
   E. 衰老

2. 从分子水平看，细胞分化的实质是（ ）
   A. 特异性蛋白质的合成 　　B. 基本蛋白质的合成
   C. 结构蛋白质的合成 　　　D. 酶蛋白质的合成
   E. 以上都不是

3. 维持细胞各种活动最低限度的基因是（ ）
   A. 奢侈基因 　　　　　　　B. 结构基因
   C. 调节基因 　　　　　　　D. 管家基因
   E. 以上都不是

4. 细胞分化的实质是（ ）
   A. 基因选择性丢失 　　　　B. 基因选择性表达
   C. 基因突变 　　　　　　　D. 基因扩增
   E. 以上都不是

5. 抑癌基因的作用是（ ）
   A. 抑制癌基因的表达 　　　B. 编码抑制癌基因的产物
   C. 编码细胞生长调节因子 　D. 细胞生长因子
   E. 编码生长因子

6. 下列不是由奢侈基因编码的蛋白是（ ）
   A. 肌球蛋白 　　　　　　　B. 膜蛋白
   C. 角蛋白 　　　　　　　　D. 胶原蛋白
   E. 肌动蛋白

7. 细胞分化过程中，基因表达的调节主要是（ ）
   A. DNA 复制水平 　　　　　B. 转录和翻译水平
   C. 翻译水平 　　　　　　　D. 翻译后水平
   E. 转录水平

8. 在个体发育中，细胞分化的规律是（ ）
   A. 单能细胞→多能细胞→全能细胞

160

B. 多能细胞→单能细胞

C. 全能细胞→多能细胞→单能细胞

D. 全能细胞→单能细胞→多能细胞

E. 全能细胞→多能细胞

9. 癌细胞由正常细胞转化而来，与原来细胞相比，癌细胞的分化程度通常表现为（　　）

A. 分化程度高 　　　　　　 B. 分化程度低

C. 分化程度相同 　　　　　 D. 成为多能干细胞

E. 单能干细胞

10. 在动物胚胎发育过程中，一个细胞与邻近细胞的相互作用，在细胞分化中扮演重要角色，并决定其分化方向的作用称为（　　）

A. 决定 　　　　　　　　　 B. 胚胎诱导

C. 细胞分化 　　　　　　　 D. 转化

E. 选择性表达

B 型题

11～14 题备选答案

A. 细胞质因素 　　B. 细胞核因素 　　C. 胚胎诱导 　　D. 分化 　　E. 去分化

11. 胚胎细胞影响另一部分细胞并决定其分化方向是（　　）

12. 不同来源的细胞核移植到相同胚层的胞质中都可随胞质形成相应的组织细胞，原因是（　　）

13. 高度分化的细胞重新分裂，失去原来的结构和功能的现象是（　　）

14. 无核受精卵不卵裂或最多无序分裂细胞分化，原因是（　　）

15～19 题备选答案

A. 角蛋白 　　B. 血红蛋白 　　C. 分泌蛋白 　　D. 肌动蛋白 　E. 膜蛋白

15. 红细胞产生的特异性蛋白是（　　）

16. 表皮细胞产生的特异性蛋白是（　　）

17. 腺细胞产生的特异性蛋白是（　　）

18. 管家蛋白是（　　）

19. 肌肉内产生的特异性蛋白是（　　）

C 型题

20～27 题备选答案

A. 细胞分裂 　　B. 细胞分化 　　C. 二者均有 　　D. 二者均没有

20. 核内复制是（　　）

21. 神经细胞的形成过程是（　　）

22. 有机体生长发育的过程（　　）

23. 细胞增殖是依靠（　　）

24. 细胞形态和功能逐渐特化的过程是（　　）

25. 从受精卵到成熟个体需进行（ ）

26. 有丝分裂间期细胞通常进行（ ）

27. 肿瘤细胞常旺盛地进行（ ）

X 型题

28. 生物体的细胞中，全能性最高的细胞是（ ）

    A. 体细胞   B. 生殖细胞

    C. 干细胞   D. 受精卵

    E. 上皮细胞

29. 哺乳动物成熟红细胞不能分裂且寿命短的原因是（ ）

    A. 失去了细胞核   B. 无线粒体和内质网

    C. 不能再合成血红蛋白   D. 分化程度不高

    E. 无核膜

30. 关于细胞分化的叙述，错误的是（ ）

    A. 分化是因为遗传物质丢失

    B. 分化是因为基因扩增

    C. 分化是因为基因重组

    D. 分化是转录水平的控制

    E. 分化是翻译水平的控制

31. 细胞分化过程中，不能激活基因进行选择性表达的因素是（ ）

    A. DNA   B. RNA

    C. 组蛋白   D. 酶蛋白

    E. 非组蛋白

32. 细胞分化的关键和实质在于（ ）

    A. 翻译水平的调控   B. 基因选择性表达

    C. 细胞记忆   D. 转录水平的调控

    E. 特异性蛋白质的合成

（二）填空题

1. 在个体发育过程中，通常是通过_____来增加细胞的数目，通过_____来增加细胞的类型。

2. 细胞分化过程中，细胞核的遗传潜力，受_____所控制。

3. 细胞分化的核心问题是_____。

4. 细胞分化是基因_____的结果，细胞内与分化有关的基因按其功能分为_____和_____两类。

5. 细胞分化的关键在于特异性_____的合成，实质是_____在时间和空间上的差异表达。

6. 真核细胞基因表达调控的三个水平分别为_____、_____和_____。

7. 在胚胎诱导作用中，将产生影响的一部分细胞或组织称为_____，接受影响进行分化的一部分组织或细胞称为_____或细胞。从诱导的层次上看，胚胎诱导可分成三级，即_____、_____和_____。

8. 癌变是生物体内由_____转变成的不受控制地_____的过程。正常细胞的发生癌变的关键是_____与_____导致的。

（三）名词解释

1. 细胞分化
2. 细胞全能性
3. 细胞决定
4. 癌基因
5. 分化诱导
6. 基因的差异表达

（四）问答题

1. 为什么说细胞分化是基因选择性表达的结果？
2. 什么是细胞决定？细胞决定与分化的关系如何？

二、答案与题解

（一）选择题

A 型题

1. C	2. A	3. D	4. B	5. C
6. B	7. E	8. C	9. B	10. B

B 型题

11. C	12. A	13. E	14. B	15. B
16. A	17. C	18. E	19. D	

C 型题

20. D	21. C	22. C	23. A	24. B
25. C	26. B	27. A		

X 型题

28. BD	29. ABC	30. ABCE	31. ABCD	32. BE

（二）填空题

1. 细胞分裂；细胞分化
2. 核所在的胞质环境
3. 基因表达的调控
4. 选择性表达；管家基因；组织特异性基因（或奢侈基因）

5. 蛋白质；组织特异性基因（或奢侈基因）

6. 转录水平；转录后加工水平；翻译水平

7. 诱导者；反应组织；初级诱导；次级诱导；三级诱导

8. 正常细胞；恶性增殖细胞；原癌基因的激活；抑癌基因的失活

（三）名词解释

答案见重点名词解释。

（四）问答题

1. 为什么说细胞分化是基因选择性表达的结果？

细胞分化是结构和功能发生差异的过程，而结构和功能是由蛋白质决定的，所以细胞分化的实质是细胞发育过程中特异蛋白质的合成，分化的过程就是产生新的专一的结构蛋白和功能蛋白的过程，如肌细胞和红细胞同是来自中胚层，后来它们在结构和功能上发生分工，红细胞合成血红蛋白，而肌细胞合成肌动蛋白和肌球蛋白；蛋白质又是通过承载 DNA 遗传信息的 mRNA 翻译而来，所以细胞分化的实质在于基因选择性的表达。

2. 什么是细胞决定？细胞决定与分化的关系如何？

细胞决定是指细胞在发生可识别的形态变化之前，就已受到约束而向特定方向分化，这时细胞内部已发生变化，确定了未来的发育命运，是细胞潜能逐渐受限的过程，也是有关分化的基因选择性表达前的过渡阶段，具有高度的遗传稳定性。

但并非胚胎早期细胞能随意分化成某一细胞类型或组织。细胞只能按照已做出的发育选择，向决定的方向分化。在胚胎三胚层形成后，随着细胞空间关系和微环境的差异，各胚层细胞的发育去向已决定下来。这些细胞的分化潜能被局限化，只能发育成为本胚层的组织、器官。在发育过程中，各器官的预定区逐渐出现，细胞分化的潜能进一步局限化。此时的细胞具有演变成多种表型的能力，称为多能细胞。再进一步就是向专能稳定型的分化。因此细胞决定是发育潜能逐渐局限化的过程，即选择基因表达的过渡阶段，此时细胞虽然还没有可分辨的分化特征，但已具备向某一特定方向分化的能力。

第十四章　细胞的衰老与死亡

第一节　内容精要

一、大纲要求

1. 掌握细胞衰老的概念与特征。
2. 掌握细胞死亡和细胞凋亡的概念。
3. 熟悉细胞衰老学说；细胞死亡的标志；细胞死亡的机制；细胞凋亡的分子机制。
4. 了解细胞凋亡与医学的关系。

二、重点及难点提示

重点

1. 细胞衰老的概念；细胞衰老的特征。
2. 细胞坏死和细胞凋亡的概念；细胞凋亡与细胞坏死的区别；诱导细胞凋亡的因素。
3. 细胞凋亡的分子机制；细胞凋亡和编程性细胞死亡的相互联系与区别。

难点

1. 凋亡小体的形成过程。
2. 细胞凋亡的分子机制。

三、重点名词解释

1. 细胞衰老（aging）　是指细胞形态结构、生化成分发生衰变，从而导致细胞生理功能衰退或丧失。

2. 细胞凋亡（apoptosis）　是一种主动性的，按细胞固有的，基因控制程序进行的一种生理性死亡现象，它受一系列生理性和病理性的因素所激活或抑制。

3. 细胞坏死（necrosis）　是指病理及损伤刺激引起的退行性变化所导致的细胞死亡，是不可逆的被动过程。

4. 自由基（free radical）　是指在外层轨道上不成对电子的分子或原子的总称。自由基在体内除有解毒功能外，对细胞更多的是有害的生物效应。体内常见的自由基如超氧离子自由基、氢自由基、羟自由基、脂质自由基、过氧化脂质自由基等等。

5. 凋亡小体（apoptotic body） 发生程序性死亡的细胞，发生皱缩、凹陷的细胞膜分割包围细胞质，或染色质断片，形成了多个膜结构尚完整的泡状小体。

四、重点难点解析

1. 细胞衰老的特征

细胞衰老过程是细胞生理、生化发生复杂变化的过程，如细胞呼吸率减慢、酶活性降低，最终反映出形态结构的改变，表现出对环境变化的适应能力降低和维持细胞内环境能力的减弱，以致出现细胞功能紊乱等多种变化；细胞衰老最明显的结构变化是细胞内原生质与水分的减少，尤其是水分的减少，使得原生质硬度增加，细胞收缩、失去正常形态；衰老的细胞还有一个显著特征是细胞内有色素或蜡样物质沉积；衰老细胞内酶的活性与含量及线粒体的数量也发生了改变。

2. 细胞凋亡与细胞坏死的区别：见下表

细胞凋亡与细胞坏死的区别

	细胞凋亡	细胞坏死
概念	按细胞固有的、基因所控制的程序进行的一种主动性的，生理性死亡现象	病理及损伤刺激引起的退行性变化所导致的非自主性细胞死亡过程
刺激	生理或病理刺激	病理及损伤刺激，例如毒素作用、严重缺氧、缺血和缺乏 ATP
细胞形态	细胞发生皱缩，与邻近细胞连接丧失	细胞出现肿胀，形态不规则
细胞膜	完整，鼓泡，形成凋亡小体	丧失完整性、溶解或通透性增加
细胞器	完整	受损，细胞质内容物外泄
细胞核	固缩，片段化，核内染色质浓缩，核质边缘化	分解，染色质不规则转移
线粒体	肿胀，通透性增加，细胞色素 c 释放	肿胀，破裂，ATP 耗竭
溶酶体	完整	破裂
生化特征	核小体 DNA 断裂成 $180 \sim 200 bp \times n$ 片段	随机断裂成大小不等片段
能量需求	依赖于 ATP	不依赖于 ATP
组织分布	单个或成群细胞	成片细胞
组织反应	非炎症反应	炎症反应
结局	吞噬细胞吞噬部分膜性结构	细胞内容物溶解释放

3. 诱导细胞凋亡的因素

诱导细胞凋亡的主要因素有物理因素，如射线（紫外线，λ 射线等）、温度等。化学因素，如各种自由基、钙离子载体、VK3、视黄酸、DNA 和蛋白质合成抑制剂（如环己亚胺）及一些药物等。生物因素，如细胞毒素、激素、细胞生长因子、肿瘤坏死因子（TNFα）、抗 Fas/Apo−1/CD95 抗体等。

4. 细胞内外信号诱导的凋亡机制及 caspase 活性调节在细胞凋亡中的作用

（1）细胞内信号诱导的细胞凋亡　细胞色素 C（cytochrome C，Cyt C）是一种可溶性蛋白，正常时位于线粒体膜内并松散地附着于线粒体膜的内表面。在将要凋亡的细胞中观察到 Cyt C 是从线粒体中释放到细胞质。一旦在胞质中出现 Cyt C，其可与细胞浆中的其他成分相互作用，激活 caspases，诱导细胞凋亡的发生，如染色质浓缩和核碎裂。

（2）细胞外信号诱导的细胞凋亡　Fas 是肿瘤坏死因子（TNF）受体和神经生长因子（TNF）受体家族的细胞表面分子，Fas 配体（fas ligand，简称 FasL）是 TNF 家族的细胞表面分子。FasL 与其受体 Fas 结合导致携带 Fas 的细胞凋亡（apoptosis）。FasL 或 TNF 作为细胞外凋亡激活因子如分别与其相应受体 Fas 或 TNF 结合而启动，进而形成 Fas 或 TNF 受体－连接器蛋白 FADD 和 caspase2，8 和 10 酶原组成的死亡诱导信号复合物（death－inducing signaling complex，DISC）。聚集在细胞膜内表面达到一定浓度时，它们就进行同性活化，使 caspase 从酶原而激活成为具有活性的酶，从而导致细胞凋亡。

（3）caspase 活性的调节　体内 caspase 能被激活而成为有活性的酶，同时也能在其他因素的作用下被抑制从而达到对细胞凋亡的调节作用。

5. 细胞凋亡和编程性细胞死亡的相互联系与区别

尽管许多文献中将细胞凋亡和编程性细胞死亡（programmed cell death，PCD）作为相同的概念，但严格来说二者强调的侧重点并不是完全相同的：PCD 强调的是死亡发生的时间（何时发生死亡），指在胚胎发育过程中，到一定阶段，某一群细胞必然死亡（通过 PCD 实现胚胎形态改造）；凋亡强调的是死亡的方式（死亡是怎样进行的）；二者的形态特征也有所不同：尽管大多数 PCD 表现为典型细胞凋亡形态特征，但也有些 PCD 缺乏典型的凋亡形态特征，两者均涉及程序性，但程序性的内涵不同。凋亡的程序性是指凋亡细胞完成死亡的途径具有程序性，一旦凋亡途径被激活，一般不能逆转；PCD 的程序性是指在胚胎发育过程中，发生死亡的细胞在时间和空间上受到严格控制。

6. 凋亡小体的形成过程

凋亡小体的形成通过以下两种方式：

（1）通过发芽脱落机制　凋亡细胞内聚集的染色质块，经核碎裂形成大小不等的染色质块（核碎片），然后整个细胞通过发芽（budding）、起泡（byzeiosis）等方式形成一个球形的突起，并在其根部发生窄缩而脱落形成一些大小不等，内含胞质、细胞器及核碎片的膜包小体，即凋亡小体（apoptotic body）。或通过在凋亡细胞内由内质网分隔成大小不等的分隔区，靠近细胞膜端的分隔膜与细胞膜融合并脱落形成凋亡小体。

（2）通过自噬体形成机制　凋亡细胞内线粒体、内质网等细胞器和其他胞质成分一起被内质网膜包裹形成自噬体，并与凋亡细胞膜融合后，自噬体排出细胞外成为凋亡小体。有些细胞在凋亡过程中并不通过上述方式形成若干个凋亡小体，而仅仅发生核固缩和胞质浓缩，成为单个致密结构，也被称为凋亡小体。

第二节 习题与答案

一、习题

（一）选择题

A 型题

1. 细胞衰老和死亡同细胞的生长、增殖、分化是（　）

    A. 一个概念　　　　　　　　B. 细胞重要的生命现象之一

    C. 没有关系　　　　　　　　D. 主次关系

    E. 因果关系

2. 生物个体的衰老主要是机体内部结构的衰变，其实质是构成机体的基本单位（　）

    A. 细胞的生理功能衰退或丧失

    B. 细胞发育到一定阶段的必然死亡

    C. 细胞死亡　　　　　　　　D. 细胞衰老

    E. 细胞衰老和死亡

3. 培养细胞寿命长短不取决于（　）

    A. 培养细胞的平均代数

    B. 群体倍增次数

    C. 细胞寿命 = 群体细胞传代次数

    D. 培养的天数

    E. 细胞寿命

4. 脂褐素多存在于细胞的（　）

    A. 溶酶体内　　　　　　　　B. 线粒体内

    C. 滑面内质网内　　　　　　D. 粗面内质网内

    E. 高尔基复合体内

5. 有人认为头发变白可能与头发基部黑色素细胞中什么活性的下降有关（　）

    A. 酪氨酸酶

    B. 辅酶 K

    C. 老年神经细胞硫胺素焦磷酸酶

    D. 异柠檬酸脱氢酶

    E. 碱性磷酸酶

6. 决定衰老的生物钟是（　）

    A. 细胞功能　　　　　　　　B. 细胞结构

    C. 线粒体　　　　　　　　　D. 细胞周期

    E. 溶酶体

7. 体内常见的自由基可来自分子氧自由基与（　　）的直接作用。

    A. 不饱和脂肪酸　　　　　　B. 饱和脂肪酸

    C. 糖类　　　　　　　　　　D. 脂类

    E. 蛋白类

8. 自由基理论的依据是人体血清中自由基含量（　　）

    A. 随年龄而增加，细胞内脂褐素也随年龄而减少

    B. 随年龄而不变，细胞内脂褐素也随年龄而增加

    C. 随年龄而增加，细胞内脂褐素也随年龄而不变

    D. 随年龄而增加，细胞内脂褐素也随年龄而增加

    E. 随年龄而减少，细胞内脂褐素也随年龄而减少

9. 导致神经内分泌器官衰老的中心环节是（　　）

    A. 甲状腺衰老　　　　　　　B. 下丘脑－垂体衰老

    C. 下丘脑的衰老　　　　　　D. 性腺衰老

    E. 垂体衰老

10. 细胞凋亡与细胞坏死是（　　）的细胞死亡

    A. 是两种不同形式　　　　　B. 是同一种形式

    C. 是因果关系　　　　　　　D. 无本质区别

    E. 是从属关系

11. 研究最早的与细胞凋亡有关的基因是（　　）

    A. ced 基因　　　　　　　　B. Bcl－2 基因

    C. caspase 基因家族　　　　　D. Apafs

    E. p53 基因

12. 胞凋亡与细胞坏死最主要的区别是（　　）

    A. 炎症反应　　　　　　　　B. 细胞质变形

    C. 细胞变性　　　　　　　　D. 细胞核肿胀

    E. 变异反应

B 型题

13～17 题备选答案

    A. 细胞衰老　　B. 细胞凋亡　　C. 细胞坏死　　D. 自然死亡　　E. 意外死亡

13. 是一种主动性的，按细胞固有的，基因控制的程序性、生理性死亡现象，它受一系列生理性和病理性的因素所激活或抑制（　　）

14. 病理及损伤刺激引起的退行性变化所导致的细胞死亡（　　）

15. 从抽象概念来讲细胞凋亡属于生理性过程，是（　　）

16. 坏死是（　　）

17. 细胞内部结构发生衰变，从而导致细胞生理功能衰退或丧失是（　　）

18～22 题备选答案

    A. 端粒缩短假说　　　　B. 自由基因论

C. 神经免疫网络论　　　D. 遗传程序论

E. 基因程控学说

18. 神经系统和免疫系统结构、组成成分、功能执行的改变或失调（　　）

19. 衰老是受特定基因控制的，是遗传上的程序化过程（　　）

20. 细胞老化是由于细胞中的染色体端粒的长度随着年龄增加而逐渐缩短所致（　　）

21. 大量实验结果也表明细胞衰老是主动过程（activeprocess），是基因自身调控的结果（　　）

22. 细胞氧化过程中产生的一些高活性化合物能导致细胞结构和功能的改变（　　）

23～27 题备选答案

A. bcl －2 基因　　　B. c －myc 基因　　　C. caspase　　　D. p53 基因

E. 细胞色素 C

23. 体内能被激活而成为有活性的酶，同时也能在其他因素的作用下被抑制从而达到对细胞凋亡的调节作用（　　）

24. 是一种原癌基因，促进细胞的增殖反应，也能诱导细胞死亡的原因（　　）

25. 是一种可溶性蛋白，正常时位于线粒体膜内并松散地附着于线粒体膜的内表面（　　）

26. 重要的细胞生存基因，通过阻断程序性细胞死亡信号的传递通道，抑制程序性细胞死亡（　　）

27. 位于 17 号染色体短臂（17p13.17）上，其编码的 p53 蛋白是一种位于细胞核内的 53kDa 磷酸化蛋白（　　）

28～32 题备选答案

A. 细胞膜　　　B. 细胞器　　　C. 细胞核　　　D. 线粒体

E. 细胞形态

28. 细胞凋亡过程中，肿胀，通透性增加，细胞色素 C 释放（　　）

29. 细胞凋亡过程中，固缩，片段化，核内染色质浓缩，核质边缘化（　　）

30. 细胞凋亡过程中，细胞发生皱缩，与邻近细胞连接丧失（　　）

31. 细胞凋亡过程中，完整，鼓泡，形成凋亡小体（　　）

32. 细胞凋亡过程中，完整（　　）

C 型题

33～36 题备选答案

A. 内因　　　B. 外因　　　C. 两者都是　　　D. 两者都不是

33. 细胞发育到一定阶段就会发生死亡，其原因不外有（　　）

34. 由于发育过程或衰老所致的自然死亡，是细胞死亡的（　　）

35. 受到外界物理、化学、生物等各种因素的作用，使细胞超过所能承受的限度或阈值引起的细胞死亡，使细胞死亡的（　　）

36. 细胞衰老和死亡是细胞生命活动的（　　）

37~40 题备选答案

    A. 凋亡基因   B. 抗凋亡基因   C. 两者都是   D. 两者都不是

37. ced9 基因为细胞控制基因，其作用可抑制线虫体细胞凋亡的发生。故 ced9 被称为（   ）

38. ced3，ced4 可促进细胞凋亡，属于（   ）

39. 在凋亡中起关键作用的是（   ）

40. Bcl-2 基因属于（   ）

41~44 题备选答案

    A. 促进细胞凋亡   B. 阻断细胞凋亡   C. 两者都是   D. 两者都不是

41. 野生型 P53 基因是（   ）

42. 突变型 P53 基因是（   ）

43. c-myc 基因是（   ）

44. ced3，ced4 基因是（   ）

45~46 题备选答案

    A. 核固缩、胞质浓缩、细胞器出现不同程度的改变

    B. 细胞体急剧变小、细胞骨架解体

    C. 两者都是

    D. 两者都不是

45. 凋亡细胞的形态学特征表现是（   ）

46. 细胞坏死是（   ）

47~48 题备选答案

    A. 中性红染色时呈红色   B. 台酚蓝染色呈蓝色

    C. 两者都是   D. 两者都不是

47. 活细胞是（   ）

48. 死细胞是（   ）

X 型题

49. 培养细胞寿命长短不取决于培养的天数，而是取决于（   ）

    A. 培养细胞的平均代数   B. 群体倍增次数

    C. 细胞寿命 = 群体细胞传代次数   D. 培养的时间长短

    E. 细胞周期长短

50. 细胞衰老的特征是（   ）

    A. 细胞呼吸率减慢、酶活性降低，最终反映出形态结构的改变

    B. 对环境变化的适应能力降低和维持细胞内环境能力的减弱，以致出现细胞功能紊乱

    C. 细胞内原生质与水分的减少，尤其是水分的减少，使得原生质硬度增加，造成细胞收缩、失去正常形态

    D. 在原生质改变的同时，细胞核发生固缩、核结构不清、核染色加深，细胞核

与细胞质的比率减小

　　E. 细胞内有色素或蜡样物质沉积

51. 用中性红对体外培养细胞进行染色，可观察到死亡的细胞是（　　）

　　A. 伪足收缩　　　　　　　　　　B. 细胞核凝集皱缩

　　C. 线粒体解体　　　　　　　　　D. 细胞质与细胞核呈扩散性染色

　　E. 细胞变圆

52. 诱导细胞凋亡的因素有（　　）

　　A. 物理因素　　　　　　　　　　B. 化学因素

　　C. 生物因素　　　　　　　　　　D. 社会因素

　　E. 环境因素

53. 细胞内与凋亡有关的基因有以下几种（　　）

　　A. ced 基因　　　　　　　　　　B. Bcl - 2 基因

　　C. caspase 基因家族　　　　　　　D. Apafs

　　E. c - myc 基因

54. 细胞凋亡与以下哪些项之间存在着密切的关系（　　）

　　A. 细胞周期　　　　　　　　　　B. 细胞癌变

　　C. 细胞病理改变　　　　　　　　D. 细胞功能

　　E. 细胞衰老

55. 细胞自我解体性的死亡现象包括（　　）

　　A. 由于酶的作用，大分子被破坏，小分子和离子积累，细胞渗透压增加，细胞
　　　体积膨胀

　　B. 由于原生质不可逆的凝集，细胞质内出现颗粒状蛋白质，细胞呈现混浊的尘
　　　状外貌，即雾状膨胀

　　C. 由于缺氧后无氧酵解依然在进行，从而使细胞酸度偏高，pH 值下降

　　D. 细胞核在细胞死亡后一段时间内继续维持其结构的染色性，甚至在有的细胞
　　　中出现染色增强现象

　　E. 随着核内蛋白质减少，DNA 的不断消失，最后核溶解，失去染色质

56. 细胞凋亡和细胞坏死是多细胞生物的两种完全不同的死亡形式，在哪些方面存
　　在区别（　　）

　　A. 形态　　　　　　　　　　　　B. 结局

　　D. 代谢　　　　　　　　　　　　C. 分子机制

　　E. 意义

（二）填空题

1. 细胞发育到一定阶段就会发生死亡，其原因不外_____两类，内因主要是由
于_____，而外因则指受到外界_____等各种因素的作用，使细胞超过了
所能承受的_____引起的细胞死亡。

3. 根据细胞死亡的不同模式，可分为_____和_____两种类型。

3. 传代次数越多，说明该动物寿命越_____，衰老速度亦_____。

4. 细胞衰老的主要表现是对环境变化适应能力和维持细胞内环境恒定能力的降低，这些表现是以_____与_____作为基础的。

5. 由于下丘脑－垂体的内分泌线轴系的功能衰退，使机体内分泌功能下降。从而导致_____，而机体免疫功能的减退是_____的重要原因之一。

6. 衰老的细胞最后终将_____，死亡即为细胞生命现象发生_____的停止；死亡细胞的鉴定，通常采用_____的方法来进行。

7. 细胞死亡后，如不被吞噬细胞_____，则可发生由于细胞内某些酶的活动而造成_____。

8. 细胞凋亡从_____与细胞坏死有明显的区别。

9. 凋亡细胞的形态学特征表现为_____等。

10. 在线虫中已发现 14 个与细胞凋亡有关的基因，被分别命名为 ced1～ced14。其中有 3 个在凋亡中起关键作用：_____研究结果表明，在所有的凋亡细胞中都有 ced3 和 ced4 两个基因的表达。即 ced3，ced4 可促进细胞凋亡，属于凋亡基因。而 ced9 基因为细胞控制基因，其作用与 ced3 和 ced4 相反，可抑制线虫体细胞凋亡的发生。故 ced9 被称为_____。

11. 由于该基因可抑制多种原因诱导的细胞凋亡，故属_____。

12. 细胞凋亡是个体发育过程中维持机体_____的一种机制。是_____的必要方式。

13. 通过促进_____的凋亡，可开发出治疗艾滋病、癌症等严重威胁人类生存的疾病以及其他疾病的新方案。同时采用_____，把维持身体正常功能的细胞从_____中拯救过来，如通过抑制神经系统某些细胞的程序性死亡，治疗神经系统的变性或退行性疾病，如阿尔茨海默病等。

14. 从生物学意义来讲，在胚胎发育过程中，通过细胞凋亡可清除对机体_____，亦可清除_____的结构细胞。

15. 凋亡不仅与_____的发生有密切的关系，近年来的研究还显示凋亡和_____，自身免疫性疾病以及_____等也有关。

（三）名词解释

1. 细胞衰老
3. 细胞凋亡
3. 细胞坏死
4. 自由基
5. 凋亡小体

（四）问答题

1. 简述自由基对细胞更多的是有害作用具体表现。

3. 细胞自我解体性的死亡现象具体表现包括哪些?

3. 细胞凋亡和编程性细胞死亡的相互联系与区别。

4. 简述细胞凋亡与细胞坏死的比较。

5. 凋亡小体形成的方式。

6. 简要介绍细胞内外信号诱导的凋亡机制及 caspase 活性的调节在细胞凋亡中的作用。

二、答案与题解

(一) 选择题

A 型题

1. B	2. A	3. D	4. A	5. A
6. C	7. A	8. D	9. C	10. A
11. B	12. A			

B 型题

13. B	14. C	15. D	16. E	17. A
18. C	19. D	20. A	21. E	22. B
23. C	24. B	25. E	26. A	27. D
28. D	29. C	30. E	31. A	32. B

C 型题

33. C	34. A	35. B	36. D	37. B
38. A	39. C	40. B	41. A	42. B
43. A	44. A	45. C	46. D	47. A
48. B				

X 型题

49. ABC　50. ABCDE　51. ABCDE　52. ABC　53. ABCDE

54. ABC　55. ABCDE　56. ABCDE

(二) 填空题

1. 内因和外因;发育过程或衰老所致的自然死亡;物理、化学、生物;限度或阈值

2. 坏死;凋亡

3. 长;慢

4. 细胞形态结构;生化改变

5. 免疫功能的减退;衰老

6. 死亡;不可逆转;活体染色

7. 吞噬、消化,不被排出体外;自我解体性的死亡现象

8. 形态学、生化和分子事件

174

9. 核固缩、胞质浓缩、细胞器出现不同程度的改变、细胞体急剧变小、细胞骨架解体

10. ced3，ced4 和 ced9；"抗凋亡基因"

11. 抗凋亡基因

12. 自稳；生长、发育，维持机体细胞数量衡定

13. 有害细胞；人为干预凋亡；细胞凋亡

14. 没有用的细胞；多余的、发育不正常

15. 肿瘤；病毒感染；神经变性性疾病

（三）名词解释

1. 细胞衰老（aging） 是指细胞形态结构、生化成分发生衰变，从而导致细胞生理功能衰退或丧失，是不可逆的生命过程。

2. 细胞凋亡（apoptosis） 是一种主动性的，按细胞固有的，基因控制的程序性、生理性死亡现象，它受一系列生理性和病理性的因素所激活或抑制。

3. 细胞坏死（necrosis） 是指病理及损伤刺激引起的退行性变化所导致的细胞死亡，如物理性或化学性的损害因子及缺氧与营养不良等均导致细胞坏死。坏死细胞的膜通透性增高，致使细胞肿胀，细胞器变形或肿大，早期核无明显形态学变化，最后细胞破裂。另外坏死的细胞裂解要释放出内含物，并常引起炎症反应；在愈合过程中常伴随组织器官的纤维化，形成瘢痕。

4. 自由基（free radical） 是指在外层轨道上不成对电子的分子或原子的总称。自由基在体内除有解毒功能外，对细胞更多的是有害的生物效应。体内常见的自由基如超氧离子自由基、氢自由基、羟自由基、脂质自由基、过氧化脂质自由基等等。

5. 凋亡小体（apoptotic body） 发生程序性死亡的细胞，发生皱缩、凹陷的细胞膜分割包围细胞质，或染色质断片，形成了多个膜结构尚完整的泡状小体。

（四）问答题

1. 简述自由基对细胞更多的是有害作用具体表现。

一般认为，自由基在体内除有解毒功能外，它对细胞更多的是有害作用，其主要表现为：它使生物膜的不饱和脂肪酸发生过氧化，形成过氧化脂质，从而使生物膜流动性降低，脆性增加，以至脂质双层断裂，各种膜性细胞器受损，过氧化脂质又可与蛋白质结合成脂褐素，沉积在神经细胞和心肌细胞等处，影响细胞正常功能；自由基还会使细胞 DNA 发生氧化破坏或交联，导致核酸变性，扰乱 DNA 的正常复制与转录；自由基也使蛋白质发生交联变性，形成无定性沉淀物，降低各种酶的活性，并导致因某些异性蛋白出现而影响机体自身免疫现象等等。以上这些都加速了细胞衰老。

2. 细胞自我解体性的死亡现象具体表现包括哪些？

由于酶的作用，大分子被破坏，小分子和离子积累，细胞渗透压增加，细胞体积膨胀；由于原生质不可逆的凝集，细胞质内出现颗粒状蛋白质，细胞呈雾状膨胀；由于缺

氧后无氧酵解依然在进行，从而使细胞酸度偏高；细胞核在细胞死亡后一段时间内继续维持其结构的染色性，甚至在有的细胞中出现染色增强现象，但随着核内蛋白质减少，DNA 的不断消失，最后核溶解，失去染色质。

3. 细胞凋亡和编程性细胞死亡的相互联系与区别。

尽管许多文献中将细胞凋亡和编程性细胞死亡（programmed cell death，PCD）作为相同的概念，但严格来说二者强调的侧重点并不是完全相同的：PCD 强调的是死亡发生的时间（何时发生死亡），指在胚胎发育过程中，到一定阶段，某一群细胞必然死亡（通过 PCD 实现胚胎形态改造）；凋亡强调的是死亡的方式（死亡是怎样进行的）；二者的形态特征也有所不同：尽管大多数 PCD 表现为典型细胞凋亡形态特征，但也有些 PCD 缺乏典型的凋亡形态特征，两者均涉及程序性，但程序性的内涵不同。凋亡的程序性是指凋亡细胞完成死亡的途径具有程序性，一旦凋亡途径被激活，一般不能逆转；PCD 的程序性是指在胚胎发育过程中，发生死亡的细胞在时间和空间上受到严格控制。

4. 简述细胞凋亡与细胞坏死的比较。

细胞凋亡与细胞坏死的比较见 166 页表格。

5. 凋亡小体形成的方式。

凋亡小体的形成通过以下两种方式：

（1）通过发芽脱落机制　凋亡细胞内聚集的染色质块，经核碎裂形成大小不等的染色质块（核碎片），然后整个细胞通过发芽（budding）、起泡（byzeiosis）等方式形成一个球形的突起，并在其根部发生窄缩而脱落形成一些大小不等，内含胞质、细胞器及核碎片的膜包小体，即凋亡小体（apoptotic body）。或通过在凋亡细胞内由内质网分隔成大小不等的分隔区，靠近细胞膜端的分隔膜与细胞膜融合并脱落形成凋亡小体。

（2）通过自噬体形成机制　凋亡细胞内线粒体、内质网等细胞器和其他胞质成分一起被内质网膜包裹形成自噬体，并与凋亡细胞膜融合后，自噬体排出细胞外成为凋亡小体。有些细胞在凋亡过程中并不通过上述方式形成若干个凋亡小体，而仅仅发生核固缩和胞质浓缩，成为单个致密结构，也被称为凋亡小体。

6. 简要介绍细胞内外信号诱导的凋亡机制及 caspase 活性的调节在细胞凋亡中的作用。

（1）细胞内信号诱导的细胞凋亡　细胞色素 C（cytochrome C，Cyt C）是一种可溶性蛋白，正常时位于线粒体膜内并松散地附着于线粒体膜的内表面。在将要凋亡的细胞中观察到 Cyt C 是从线粒体中释放到细胞质。一旦在胞质中出现 Cyt C，其可与细胞浆中的其他成分相互作用，激活 caspases，诱导细胞凋亡的发生如染色质浓缩和核碎裂。

（2）细胞外信号诱导的细胞凋亡　Fas 是肿瘤坏死因子（TNF）受体和神经生长因子（TNF）受体家族的细胞表面分子，Fas 配体（fas ligand，简称 FasL）是 TNF 家族的细胞表面分子。FasL 与其受体 Fas 结合导致携带 Fas 的细胞凋亡（apoptosis）。FasL 或 TNF 作为细胞外凋亡激活因子如分别与其相应受体 Fas 或 TNF 结合而启动，进而形成 Fas 或 TNF 受体－连接器蛋白 FADD 和 caspase2，8 和 10 酶原组成的死亡诱导信号复合物（death-inducing signaling complex，DISC）。聚集在细胞膜内表面达到一定浓度时，它们就进行同性活化，使 caspase 从酶原而激活成为具有活性的酶，从而导致细胞凋亡。

（3）caspase 活性的调节　体内 caspase 能被激活而成为有活性的酶，同时也能在其他因素的作用下被抑制从而达到对细胞凋亡的调节作用。

第十五章 干 细 胞

第一节 内容精要

一、大纲要求

1. 掌握干细胞的分类；干细胞的增殖、分化特征；胚胎干细胞的主要特征；造血干细胞的形态、生化特性、增殖与分化的调控。

2. 熟悉干细胞的形态和生化特征；干细胞增殖与分化的微环境；胚胎干细胞生长和分化的内源性调控；间充质干细胞、神经干细胞、表皮干细胞、肠干细胞及肝干细胞的形态、生化特性。

3. 了解人胚胎干细胞的获得与胚胎干细胞系的建立；精原细胞的增殖；胚胎干细胞的应用前景及面临的伦理学挑战。

二、重点及难点提示

重点

1. 干细胞的分类。

2. 干细胞的增殖、分化特征。

3. 胚胎干细胞的主要特征。

难点

1. 精原细胞的增殖。

2. 造血干细胞的形态、生化特性、增殖与分化的调控。

三、重点名词解释

1. 胚胎干细胞（embryonic stem cells） 是一种高度未分化细胞，具有发育的全能性，能分化出成体动物的所有组织和器官，包括生殖细胞。

2. 成体干细胞（somatic or Aduit stem cell） 是在成体组织内具有自我更新能力及能分化产生一种或一种以上子代组织细胞的未成熟细胞。

3. 干细胞自稳定性（stem cell self stability）：是指干细胞可以在生物个体生命区间中自我更新并维持其自身数目恒定。这是干细胞的基本特征之一。

4. 全能干细胞（totipotent stem cell） 具有形成完整个体的分化潜能，可以无限

178

增殖并分化成为全身 200 多种细胞类型，进一步形成机体的所有组织、器官。

5. 多能干细胞（pluripotent stem cell）　具有分化出多种细胞组织的潜能，但却失去了发育成完整个体的能力，发育潜能受到一定的限制。

6. 单能干细胞（unipotent stem cell）　只能向一种类型或密切相关的两种类型的细胞分化。

7. 干细胞的转分化（stem cell trans differentiation）　一种组织类型的干细胞在适当条件下可以分化为另一种组织类型的细胞，称为干细胞的转分化。

8. 造血干细胞（nematopietic stem cell）　是指存在于造血组织内的一类能分化生成各种血细胞的原始细胞，又称多能造血干细胞，它主要存在于骨髓、外周血、脐带血中。

四、重点难点解析

（一）干细胞的分类

1. 根据发生学来源，干细胞可以分为胚胎干细胞和成体干细胞。胚胎干细胞是一种高度未分化细胞。它具有发育的全能性，能分化出成体动物的所有组织和器官，包括生殖细胞。成体干细胞是存在于成年动物的许多组织和器官，比如表皮和造血系统，具有修复和再生能力的细胞。一定条件下具有可塑性，即横向分化（trans – differentiation）的能力。

2. 根据分化潜能，干细胞还可分为三种类型。全能干细胞（totipotent stem cell）具有形成完整个体的分化潜能，如胚胎干细胞（简称 ESC）。多能干细胞（pluripotent stem cell）具有分化出多种细胞组织的潜能，但却失去了发育成完整个体的能力，发育潜能受到一定的限制。单能干细胞（unipotent stem cell）只能向一种类型或密切相关的两种类型的细胞分化，如上皮组织基底层的干细胞、肌肉中的卫星细胞。

（二）干细胞的增殖、分化特征

1. 干细胞的增殖特征　①干细胞增殖的缓慢性：当干细胞进入分化程序前，首先要经过一个短暂的增殖期，产生过渡放大细胞（transit amplifying cell）。过渡放大细胞是界于干细胞和分化细胞之间的过渡细胞，经若干次分裂后产生分化细胞，过渡放大细胞的作用是可以通过较少的干细胞产生较多的分化细胞。细胞动力学方面的研究表明，干细胞通常分裂较慢，组织中快速分裂的是过渡放大细胞。目前认为缓慢增殖有利于细胞对特定的外界信号作出反应，以决定进行增殖还是进入特定的分化程序；缓慢增殖还可以减少基因发生突变的危险，使干细胞有更多的时间发现和校正复制错误。②干细胞增殖系统的自稳定性：自稳定性（self – maintenance）是指干细胞可以在生物个体生命区间中自我更新（self – renewing）并维持其自身数目恒定。这是干细胞的基本特征之一。哺乳动物的干细胞是种群（而不是单个干细胞）意义上的不对称分裂。这使得机体对干细胞的调控更具灵活性，可以更灵活地应对机体生理变化的需要。为了保持干细胞数目的恒定，机体需要对干细胞的分裂进行十分精确的调控。干细胞的自稳定性是其区别于肿瘤细胞的本质特征。

2. 干细胞的分化特征 ①干细胞的分化潜能：干细胞具有多向分化潜能，能分化为各种不同类型的组织细胞；也即具有分化发育的可塑性，在特定环境下，能被诱导分化成在发育上无关的细胞类型，其分化要受到其所处周围环境的影响。②干细胞的转分化和去分化：一种组织类型的干细胞在适当条件下可以分化为另一种组织类型的细胞，称为干细胞的转分化（transdifferentiation）。一种干细胞向其前体细胞的逆向转化被称为干细胞的去分化（dedifferentiation）。

（三）胚胎干细胞的主要特征

各种哺乳动物的胚胎干细胞（embryonic stem cell，ESC）都具有相似的形态特征，即细胞体积小，核大，有一个或多个核仁，核仁清晰。细胞中多为常染色质，胞质结构简单，散布着大量核糖体和线粒体，核型正常，具有稳定的整倍体核型。胚胎干细胞为未分化多能性细胞，它表达早期胚胎细胞、畸胎瘤细胞的表面抗原。人胚胎干细胞一直呈 SSEA -4 强阳性，而 SSEA -3 为弱阳性。未分化状态的人胚胎干细胞不表达 SSEA -1，而分化的人胚胎干细胞呈 SSEA -1 强阳性。胚胎干细胞是具有全能性的细胞或细胞团，在体外除去分化抑制物，单层培养时 ESC 自发分化成多种细胞，悬浮培养可形成"简单类胚体"，进一步培养可形成"囊状胚体"，使简单类胚体重新附着于培养皿上生长，可形成不同种类复杂的细胞分化物。ESC 在体外某些物质的诱导下还可以发生定向分化。胚胎干细胞在体内具有分化形成外、中、内三个胚层的潜能。

（四）精原细胞的增殖过程

精原细胞分 A、B 两型，A 型精原细胞又可分为 A_{single}（A_s）、A_{paired}（A_{pr}）及 $A_{aligned}$（A_{al}）三型，A_s 型精原细胞是精子发生的干细胞，A_s 型精原干细胞分裂时，子细胞或者互相分离形成两个干细胞，或者胞质分裂并不完全而成为以细胞间胞质间桥（cytoplasmic bridge）相连的 A_{pr} 型精原细胞。正常情况下，大约一半的 A_s 型精原干细胞分裂形成 A_{pr} 型精原细胞，而另一半精原干细胞则以自我增殖的方式保持干细胞数量，A_{pr} 精原细胞进一步分裂形成 4 个、8 个或 16 个 A_{al} 型精原细胞，A_{al} 型精原细胞再分裂形成 A_1 型精原细胞，A_1 型精原细胞经过连续六次分裂，分化形成 A_2、A_3、A_4 及中间型精原细胞，最终分化为 B 型精原细胞。B 型精原细胞经过数次分裂后，体积增大，分化为初级精母细胞。

（五）造血干细胞的形态、生化特性、增殖与分化的调控

造血干细胞是指存在于造血组织内的一类能分化生成各种血细胞的原始细胞，又称多能造血干细胞（multipotential hematopoietic stem cell），它主要存在于骨髓、外周血、脐带血中。造血干细胞是第一种被认识的组织特异性干细胞。目前对造血干细胞的形态仍无定论，一般认为类似于小淋巴细胞。目前主要通过表面标志来分离纯化造血干细胞。人造血干细胞表面标志包括 $CD34^+$、$CD38^-$、Lin^-、$HLA-DR^+$、Thy^+、$c-Kit^+$、

180

CD45RA⁻和 CD71⁻等。其中 CD34⁺是临床上应用最多的造血干细胞标志物。骨髓微环境中的一些蛋白分子对造血干细胞的移行、增殖和分化起了调控作用。如可溶性和膜包被的干细胞因子。另外转录因子的浓度也对造血干细胞的分化有影响。造血干细胞的基本特征是自我维持和自我更新，即干细胞通过不对称性的有丝分裂，在不断产生大量祖细胞的同时，使自己不增殖也不分化，而造血祖细胞进一步的增殖与分化是补充和维持人体外周血细胞的基础。

第二节　习题与答案

一、习题

（一）选择题

A 型题

1. 最初始的全能干细胞是 （　　）
   A. 精原细胞　　　　　　　　B. 初级精母细胞
   C. 初级卵母细胞　　　　　　D. 受精卵
   E. 卵泡细胞

2. 一定条件下具有横向分化能力的干细胞是 （　　）
   A. 全能干细胞　　　　　　　B. 胚胎干细胞
   C. 成体干细胞　　　　　　　D. 单能干细胞
   E. 多能干细胞

3. 具有将干细胞置于组织中正确位置作用的是 （　　）
   A. β-连环蛋白　　　　　　　B. 角蛋白
   C. 整联蛋白　　　　　　　　D. 巢素蛋白
   E. p53 蛋白

4. 胚胎干细胞通常获得是从 （　　）
   A. 内细胞团　　　　　　　　B. 滋养层细胞
   C. 蜕膜细胞　　　　　　　　D. 颗粒细胞
   E. 受精卵

5. 原始生殖细胞最早出现于 （　　）
   A. 外胚层　　　　　　　　　B. 中胚层
   C. 内胚层　　　　　　　　　D. 羊膜腔
   E. 尿囊

6. 精子生成过程中不可逆的调控点是 （　　）
   A. A_{al} 型精原细胞分化成 A_1 型精原细胞
   B. B 型精原细胞经过数次分裂后分化为初级精母细胞

181

C. A_1 型精原细胞分化形成 A_2 型精原细胞

D. A_s 型精原干细胞分裂形成 A_{pr} 型精原细胞

E. A_1 型精原细胞分化为 B 型精原细胞

7. 维生素 A 缺乏，导致的结果是（　　）

　A. Kit 受体表达减少　　　　　B. 曲细精管上皮退化

　C. A 型精原细胞静息不能分化　D. B 型精原细胞静息不能分化

　E. 膜包被干细胞因子表达减少

8. 最先被认识的成体干细胞是（　　）

　A. 造血干细胞　　　　　　　　B. 间充质干细胞

　C. 神经干细胞　　　　　　　　D. 肝干细胞

　E. 皮肤干细胞

9. 临床上应用最多的造血干细胞标志物是（　　）

　A. $CD45RA^-$　　　　　　　　B. $CD34^+$

　C. $CD38^-$　　　　　　　　　　D. Thy^+

　E. $HLA-DR^+$

10. 肠干细胞位于（　　）

　A. 吸收细胞与杯状细胞之间　　B. 肠腺基部或近基部

　C. 固有层结缔组织内　　　　　D. 肠腺潘氏细胞间

　E. 肠黏膜下层

B 型题

11 ~ 14 题备选答案

　A. p53 蛋白　　　　　B. 角蛋白 15

　C. 巢素蛋白为　　　　D. Bcl -2 蛋白

　E. Bax 蛋白

11. 毛囊中表皮干细胞的标志分子是（　　）

12. 神经干细胞的标志分子是（　　）

13. 与分化型精原细胞凋亡有关的是（　　）

14. 精原细胞凋亡的诱导剂是（　　）

15 ~ 18 题备选答案

　A. 血小板　　　　　B. 红细胞系

　C. 巨核细胞系　　　D. 功能性淋巴细胞

　E. 粒细胞

15. 多能淋巴细胞可分化为（　　）

16. 多能髓性造血干细胞可分化为（　　）

17. 巨核细胞系可分化为（　　）

18. 脾集落形成单位可分化为（　　）

19～22 题备选答案

    A. 多能性干细胞   B. 全能性干细胞

    C. 单能干细胞   D. 三者均是

    E. 三者均非

19. 骨髓造血干细胞属于（ ）

20. 肌肉中卫星细胞属于（ ）

21. 受精卵属于（ ）

22. 成纤维细胞属于（ ）

23～26 题备选答案

    A. 肝干细胞   B. 基质干细胞

    C. 表皮干细胞   D. 三者均是

    E. 三者均非

23. 具有自我更新能力、能产生至少一种以上高度分化子代细胞的是（ ）

24. 既可向胆管细胞分化，又可向肝细胞分化的是（ ）

25. 体内各种血细胞的唯一来源是（ ）

26. 可分化产生结缔组织的是（ ）

X 型题

27. 干细胞分为哪三种类型（ ）

    A. 全能干细胞   B. 多能干细胞

    C. 胚胎干细胞   D. 单能干细胞

    E. 成体干细胞

28. 下列关于干细胞的形态和生化特征描述正确的是（ ）

    A. 细胞圆形或椭圆形   B. 细胞体积较大

    C. 核质比相对较大   D. 都具有比较高的端粒酶活性

    E. 干细胞生存的微环境可以影响其形态和生化特征

29. 干细胞的分化特征包括（ ）

    A. 分化潜能   B. 转分化

    C. 自稳定性   D. 缓慢性

    E. 去分化

30. 干细胞的微环境主要包括（ ）

    A. 分泌因子

    B. pH 值和离子浓度

    C. 受体介导的细胞间相互作用

    D. 蛋白酶种类

    E. 整联蛋白（整合素）和胞间基质

31. 下列关于精原细胞的描述正确的是（ ）

    A. 精原细胞紧贴曲细精管基膜

B. 精原细胞圆形或椭圆形，直径 12μm

C. 精原细胞分 A、B 两型

D. A_{al} 型精原细胞最终分化为 B 型精原细胞

E. A 型精原细胞经过数次分裂后分化为初级精母细胞

32. 造血干细胞主要存在于（　　）

A. 肝血窦　　　　　　　B. 外周血

C. 骨髓　　　　　　　　D. 脾红髓

E. 脐带血

33. 造血干细胞的基本特征是（　　）

A. 缓慢增殖　　　　　　B. 自我修复

C. 自我维持　　　　　　D. 自我更新

E. 多向分化

34. 骨髓中存在三种干细胞是（　　）

A. 基质干细胞　　　　　B. 造血干细胞

C. 内皮祖细胞　　　　　D. 巨核细胞

E. 粒细胞

（二）填空题

1. 根据发生学来源，干细胞可以分为_____和_____。

2. 哺乳动物的干细胞不是单个干细胞意义上的不对称分裂，而是_____分裂。

3. _____细胞是界于干细胞和分化细胞之间的过渡细胞，作用是通过较少的干细胞产生较多的分化细胞。

4. _____的存在既能补充组织细胞，又能防止体细胞自发突变。

5. 一种干细胞向其前体细胞的逆向转化被称为干细胞的_____。

6. 干细胞在机体组织中的居所称为_____，其中所有控制干细胞增殖与分化的外部信号构成了干细胞生存的微环境。

7. 干细胞因子有_____和_____两种形式。

8. 目前认为，造血干细胞在一定微环境和某些因素的调节下，增殖分化为_____细胞和_____干细胞。

9. 在哺乳动物发育过程中，血细胞首先出现在_____。随着发育进程，造血干细胞进一步迁移进_____。在出生前，造血干细胞又移位至_____并在那里保留至整个生命过程。

10. 表皮干细胞最显著的两个特征是_____与_____。

（三）名词解释

1. 胚胎干细胞

2. 成体干细胞

3. 自稳定性

4. 对称分裂

5. 不对称分裂

6. 全能干细胞

7. 多能性干细胞

8. 单能干细胞

9. 干细胞的转分化

10. 造血干细胞

（四）问答题

1. 按分化潜能干细胞可分为几类？

2. 简述干细胞的增殖特征。

3. 简述胚胎干细胞生长和分化的内源性调控。

4. 简述精原细胞的增殖过程。

5. 简述造血干细胞的概念、形态及生化特性。

6. 简述利用间充质干细胞进行组织工程学研究的优势。

二、答案与题解

（一）选择题

A 型题

1. D	2. C	3. C	4. A	5. A
6. A	7. C	8. A	9. B	10. B

B 型题

11. B	12. C	13. A	14. E	15. D
16. B	17. A	18. E	19. A	20. C
21. B	22. E	23. C	24. A	25. E
26. B				

X 型题

27. ABD	28. ACDE	29. ABE	30. ACE	31. ABCD
32. BCE	33. CD	34. ABC		

（二）填空题

1. 胚胎干细胞；成体干细胞

2. 种群不对称

3. 过渡放大

4. 干细胞

5. 去分化

6. 干细胞巢

7. 可溶性；膜包被的

8. 多能淋巴干；多能髓性造血

9. 卵黄囊；胎肝；骨髓

10. 慢周期性；自我更新能力

（三）名词解释

1. 胚胎干细胞　是一种高度未分化细胞，具有发育的全能性，能分化出成体动物的所有组织和器官，包括生殖细胞。

2. 成体干细胞　是在成体组织内具有自我更新能力及能分化产生一种或一种以上子代组织细胞的未成熟细胞。

3. 自稳定性　是指干细胞可以在生物个体生命区间中自我更新并维持其自身数目恒定。这是干细胞的基本特征之一。

4. 对称分裂　当干细胞分裂时，如两个子代细胞都是干细胞或都是分化细胞，称为对称分裂。

5. 不对称分裂　当干细胞分裂时，产生一个子代干细胞和一个子代分化细胞，称为不对称分裂。

6. 全能干细胞　具有形成完整个体的分化潜能，可以无限增殖并分化成为全身200多种细胞类型，进一步形成机体的所有组织、器官。

7. 多能性干细胞　具有分化出多种细胞组织的潜能，但却失去了发育成完整个体的能力，发育潜能受到一定的限制。

8. 单能干细胞　干细胞只能向一种类型或密切相关的两种类型的细胞分化。

9. 干细胞的转分化　一种组织类型的干细胞在适当条件下可以分化为另一种组织类型的细胞，称为干细胞的转分化。

10. 造血干细胞　是指存在于造血组织内的一类能分化生成各种血细胞的原始细胞，又称多能造血干细胞，它主要存在于骨髓、外周血、脐带血中。

（四）问答题

1. 按分化潜能干细胞可分为几类？

按分化潜能的大小，干细胞可分为三种类型：全能性干细胞：它具有形成完整个体的分化潜能，如胚胎干细胞（简称 ES 细胞），具有与早期胚胎细胞相似的形态特征和很强的分化能力，可以无限增殖并分化成为全身 200 多种细胞类型，进一步形成机体的所有组织、器官。多能性干细胞：这种干细胞具有分化出多种细胞组织的潜能，但却失去了发育成完整个体的能力，发育潜能受到一定的限制，骨髓多能造血干细胞是典型的例子，它可分化出至少 12 种血细胞，但不能分化出造血系统以外的其他细胞。单能干细胞：这类干细胞只能向一种类型或密切相关的两种类型的细胞分化，如上皮组织基底层的干细胞、肌肉中的成肌细胞或叫卫星细胞。

2. 简述干细胞的增殖特征。

①干细胞增殖的缓慢性：当干细胞进入分化程序前，首先要经过一个短暂的增殖期，产生过渡放大细胞（transit amplifying cell）。过渡放大细胞是界于干细胞和分化细胞之间的过渡细胞，经若干次分裂后产生分化细胞，过渡放大细胞的作用是可以通过较少的干细胞产生较多的分化细胞。细胞动力学方面的研究表明，干细胞通常分裂较慢，组织中快速分裂的是过渡放大细胞。目前认为缓慢增殖有利于细胞对特定的外界信号作出反应，以决定进行增殖还是进入特定的分化程序；缓慢增殖还可以减少基因发生突变的危险，使干细胞有更多的时间发现和校正复制错误。②干细胞增殖系统的自稳定性：自稳定性（self-maintenance）是指干细胞可以在生物个体生命区间中自我更新（self-renewing）并维持其自身数目恒定。这是干细胞的基本特征之一。哺乳动物的干细胞是种群（而不是单个干细胞）意义上的不对称分裂。这使得机体对干细胞的调控更具灵活性，可以更灵活地应对机体生理变化的需要。为了保持干细胞数目的恒定，机体需要对干细胞的分裂进行十分精确的调控。干细胞的自稳定性是其区别于肿瘤细胞的本质特征。

3. 简述胚胎干细胞生长和分化的内源性调控。

①细胞内蛋白的调控：在干细胞的不对称分裂过程中，细胞本身成分的不均等分配和分裂后子代细胞所处的不同环境，可以造就具有不同发育潜能的分化细胞。细胞的结构蛋白，特别是细胞骨架成分对细胞的发育非常重要。②转录因子的调控：在脊椎动物中，转录因子对干细胞分化的调节非常重要。比如在胚胎干细胞的发生中，转录因子Oct4是必需的。Oct4是一种哺乳动物早期胚胎细胞表达的转录因子，它诱导表达的靶基因产物是FGF-4等生长因子，能够通过生长因子的旁分泌作用调节干细胞以及周围滋养层的进一步分化。③"时钟"因子：在细胞到达终末分化之前所经历的分裂次数是由"时钟"因子决定的，目前对它的研究主要集中在细胞周期启动子和抑制子水平上。而端粒的长度是第三种时钟控制机制，它是干细胞不老的原因。

4. 简述精原细胞的增殖过程。

精原细胞分A、B两型，A型精原细胞又可分为A_{single}（A_s）、A_{paired}（A_{pr}）及$A_{aligned}$（A_{al}）三型，A_s型精原细胞是精子发生的干细胞，A_s型精原干细胞分裂时，子细胞或者互相分离形成两个干细胞，或者胞质分裂并不完全而成为以细胞间胞质间桥（cytoplasmic bridge）相连的A_{pr}型精原细胞。正常情况下，大约一半的A_s型精原干细胞分裂形成A_{pr}型精原细胞，而另一半精原干细胞则以自我增殖的方式保持干细胞数量，A_{pr}精原细胞进一步分裂形成4个、8个或16个A_{al}型精原细胞，A_{al}型精原细胞再分裂形成A_1型精原细胞，A_1型精原细胞经过连续六次分裂，分化形成A_2、A_3、A_4及中间型精原细胞，最终分化为B型精原细胞。B型精原细胞经过数次分裂后，体积增大，分化为初级精母细胞。

5. 简述造血干细胞的概念、形态及生化特性。

造血干细胞是指存在于造血组织内的一类能分化生成各种血细胞的原始细胞，又称多能造血干细胞（multipotential hematopoietic stem cell），它主要存在于骨髓、外周血、脐带血中。造血干细胞是第一种被认识的组织特异性干细胞。目前对造血干细胞的形态仍无定论，一般认为类似于小淋巴细胞。目前主要通过表面标志来分离纯化造血干细胞。人造血干细胞表面标志包括 CD34$^+$、CD38$^-$、Lin$^-$、HLA$-$DR$^+$、Thy$^+$、c$-$Kit$^+$、CD45RA$^-$ 和 CD71$^-$ 等。其中 CD34$^+$ 是临床上应用最多的造血干细胞标志物。

6. 简述利用间充质干细胞进行组织工程学研究的优势。

①取材方便且对机体无害。间质干细胞可取自自体骨髓，简单的骨髓穿刺即可获得。②由于间质干细胞取自自体，由它诱导而来的组织在进行移植时不存在组织配型及免疫排斥问题。③由间质干细胞分化的组织类型广泛，理论上能分化为所有的间质组织类型：将它分化为骨、软骨或肌肉、肌腱，在治疗创伤性疾病中具有应用价值。

第十六章　细胞工程

第一节　内容精要

一、大纲要求

1. 掌握细胞工程的概念；细胞融合的技术；动物克隆和细胞核移植。

2. 熟悉 B 细胞杂交瘤及单克隆抗体技术、DNA 和染色体介导的基因转移；干细胞工程；转基因动物基本原理。

3. 了解细胞工程在现代医学中的应用。

二、重点及难点提示

重点

1. 细胞工程的概念；细胞融合的技术。

2. 动物克隆和细胞核移植。

难点

1. B 细胞杂交瘤及单克隆抗体技术。

2. 基因转移和细胞核移植。

三、重点名词解释

1. 细胞工程（cell engineering）　应用现代细胞生物学、发育生物学、遗传学和分子生物学的理论与方法，在细胞水平上的遗传操作，改变细胞的遗传特性和生物学特性，以获得具有特定生物学特性的细胞和生物个体的技术。根据操作对象的不同，细胞工程可分为动物细胞工程、植物细胞工程和微生物工程。

2. 细胞融合（cell fusion）　两种不同类型的细胞发生融合产生一个杂种细胞的现象。在细胞自然生长情况下，或在其他人为添加因素存在下，使同种细胞之间或不同种类细胞之间相互融合的过程，结果产生一个细胞内含有两个或几个不同的细胞核的异核体。异核体细胞在分裂增殖过程中，可能将来源于不同细胞核的染色体结合到同一个核内，结果形成一个合核体的杂种细胞。

3. 基因转移（gene transfer）技术　通过实验操作分离一种细胞的某一特定基因，将其转移到另一种细胞中，随后分析外源特定基因的活性和功能，这就是细胞工程研究中的基因转移技术。基因转移方法：用物理的、化学的或生物学的方法。基因转移水平：可以在 DNA 和染色体水平上进行，分别称之为 DNA 介导的基因转移和染色体介导的基因转移。基因转移的手段：显微注射法、磷酸钙共沉淀法、载体携带法、染色体直接转移技术和微细胞技术等。

4. 转基因动物（transgenic animal） 用人工方法将外源基因导入或整合到所有细胞基因组内，并能稳定遗传给后代的一类动物。转基因动物技术是在动物整体水平研究目的基因的生物技术，其特点是分子及细胞水平操作，组织及动物整体水平表达。

5. 动物克隆（animal cloning） 就是指通过无性繁殖由一个细胞产生一个和亲代遗传性状一致、形态非常相像的动物。动物克隆技术是指通过体内或体外培养、胚胎移植，产生与供体细胞基因型相同的后代的技术过程，它主要是指细胞核移植技术，也包括胚胎分割技术。

6. 细胞核移植（nuclear transplantation or nuclear transfer，NT）技术 是指利用显微注射的方法，将胚胎细胞或体细胞的细胞核植入于另一个已经去核的卵母细胞中，以得到重组细胞的技术过程。通常所说的核移植，则是指将一个二倍体的细胞核植入于另一个已经去核的细胞（受精卵或处于 MⅡ期的卵母细胞）中，以得到重组细胞，并使其在一定环境中生长发育，最后获得新的个体的综合技术体系。

7. 细胞治疗（cell therapy） 用遗传改造过的人体细胞直接移植或输入病人体内，达到控制和治愈疾病为目的的治疗方法和手段。遗传改造包括纠正病人中存在的基因突变，或使所需基因信息传递到某些特定类型细胞。

8. 干细胞工程（stem cell engineering） 是指与干细胞相关的细胞工程技术，其包含有干细胞生成与诱导演化所需的所有技术研究。它是利用干细胞的增殖特性，多分化潜能及其增殖分化的高度有序性，通过体外培养干细胞、诱导干细胞定向分化或利用转基因技术处理干细胞以改变其特性的方法，以达到利用干细胞为人类服务的目的。主要研究内容一方面是胚胎干细胞的研究，如建立 ES 细胞系并利用 ES 细胞的发育多能性即环境因素对细胞分化发育的影响，定向诱导细胞分化为特定的细胞作为细胞移植的新来源。另一方面成体干细胞的研究主要包括成体组织干细胞的分离培养，更新机体病变的组织器官恢复正常功能；用干细胞作为基因治疗的靶细胞；研究体内有效活化组织干细胞的方法，增强其功能。

四、重点难点解析

1. 细胞融合（cell fusion）

两种不同类型的细胞发生融合产生一个杂种细胞的现象。在细胞自然生长情况下，或在其他人为添加因素存在下，使同种细胞之间或不同种类细胞之间相互融合的过程，结果产生一个细胞内含有两个或几个不同的细胞核的异核体。异核体细胞在分裂增殖过程中，可能将来源于不同细胞核的染色体结合到同一个核内，结果形成一个合核体的杂种细胞。随着对细胞融合技术研究的发展，细胞融合已能产生出动植物种内、种间、属间、科间甚至动植物之间的杂种细胞，为生物学遗传变异、进化、发育等基础研究和在医学、农业应用开辟了一条细胞工程技术的新途径。

2. B 细胞杂交瘤及单克隆抗体技术

将免疫动物的抗体分泌细胞（B 细胞）和体外能长期繁殖的骨髓瘤细胞融合，通过筛选，可以得到既能分泌抗体，又可以在体外长期培养的 B 细胞杂交瘤。

融合形成的杂交瘤细胞系可产生单一、特异性、纯化的抗体。该融合的细胞是经过反复克隆（clone）而挑选出来的，由该克隆细胞所产生的抗体称之为单克隆抗体（monoclonal antibody，McAb）。McAb 在分子结构、氨基酸序列以及特异性等方面都是一致的。

其基本步骤包括：

①B 细胞的获得：常用 8～12 周龄的 Balb/C 小鼠作为接受抗原免疫的动物，因其与制备杂交瘤所用的小鼠骨髓瘤细胞呈同源性，有利于杂交瘤的建株，可以得到对特定抗原产生反应的 B 淋巴细胞。

②小鼠骨髓瘤细胞：常用的细胞株有 SP2/0 和 NS－1。SP2/0 细胞丢失了表达抗体的能力，NS－1 细胞能在胞浆内产生原亲本细胞系的 IgGl 轻链，但不分泌到胞外。因此，用这种骨髓瘤细胞融合产生的杂交瘤细胞，不会产生和分泌与融合细胞不相关的抗体。

③细胞融合：诱导细胞融合的方法有生物学方法（仙台病毒）、物理学方法（电场诱导、激光诱导等）、化学方法以及受体指引型细胞融合法。在这些方法中仍以聚乙二醇法最为常用。

④杂交瘤细胞的筛选和克隆化：通过 HAT 培养基的筛选可以获得能分泌与特定抗原起免疫反应的杂交瘤细胞，但由于免疫动物体内众多 B 细胞对一种抗原的不同抗原决定簇应答而可能合成多种免疫球蛋白，这是不均质的抗体，即多克隆抗体。通过对具有稳定生长和抗体分泌功能的杂交瘤细胞克隆化，可以获得分泌同一类或同一亚类的免疫球蛋白，其独特型和恒定区完全相同，即单克隆抗体的单克隆抗体杂交瘤。单克隆抗体在现代医学的诊断和治疗中已得到广泛应用。

3. DNA 介导的基因转移技术

通过实验操作分离一种细胞的 DNA 或某一特定基因，将其转移到另一细胞中，随后分析外源 DNA 或外源特定基因的活性和功能，这就是细胞工程研究中重要的一个手段——DNA 介导的基因转移技术。它包括显微注射法、磷酸钙共沉淀法、载体携带法。

①显微注射（microinjection）法：在制备转基因动物时，将外源基因通过内径 0.1～0.5μm 的玻璃显微注射针，在显微镜下直接注射到受精卵的细胞核内，称为显微注射法。

②磷酸钙共沉淀法：使外源 DNA 或重组质粒 DNA 与磷酸钙混合，形成微小颗粒，并加入到宿主细胞培养液中，使这些颗粒沉积在细胞表面，以利于宿主细胞摄取这些颗粒。磷酸钙共沉淀法（calcium phosphate co－precipitation）已被用于一些功能基因的分离、转录调节因子的鉴定以及翻译、RNA 加工信号成分的分析。

③载体携带法：利用天然的或人工制造的载体携带外源 DNA 分子以达到转移基因的目的，也是 DNA 介导基因转移的常用手段，红细胞血影（ghost cell）和脂质体是最

为常用的两种载体。

4. 染色体介导的基因转移

基因转移可以在染色体水平上进行，即通过对染色体操作，或是分离染色体，或是对染色体进行切割，将包含有目的基因的染色体或染色体片段转入受体细胞，使其在受体细胞中表达，这就是染色体介导的基因转移。

转移染色体的方法主要有两种：染色体直接转移技术和微细胞技术或称微核体技术。

（1）染色体直接转移技术　分离纯化的染色体可以直接从供体细胞被转移入受体细胞。将染色体供体细胞用秋水仙碱处理，使细胞停止在细胞分裂中期，在低渗溶液中将分裂中期细胞作低渗处理，并借助机械力使细胞破裂释放染色体，经洗涤、离心可以获得纯化的染色体。分离纯化的染色体转移入受体细胞的方法包括：磷酸钙共沉淀、细胞吞噬和脂质体三条途径。

①细胞吞噬转移染色体法：将受体细胞和染色体悬浮液在含 poly – L – ornithine 的培养液中培养，受体细胞可能通过吞噬作用将外源染色体摄入细胞，但是，转移的效率很低。②染色体 – 磷酸钙共沉淀转移染色体法：染色体 – 磷酸钙沉淀的制备方法见"DNA 介导的基因转移"中所述。将染色体 – 磷酸钙沉淀加入预先经秋水仙碱、细胞松弛素和二甲亚砜处理过的受体细胞培养物中，这样可提高转移效率上百倍。③脂质体转移染色体方法也是有效的技术。

（2）微细胞转移染色体技术　用秋水仙素处理染色体供体细胞，使染色体被阻滞在细胞分裂中期，并在染色体周围形成核膜将各个染色体包围起来，而成很多微核体。在细胞松弛素 B 作用下，微核体逐渐逸出细胞膜外，成为微细胞。离心可以收集这些含有一个微核、被一薄层细胞质和质膜包裹的微细胞。微细胞在体外存活数小时。将微细胞加入含有受体细胞的培养液中，在融合剂 PEG 作用下，微细胞和受体细胞融合，在选择性培养剂中培养，可以筛选出微细胞中的染色体已整合到受体细胞染色体中的转染细胞。

5. 细胞核移植（nuclear transplantation or nuclear transfer，NT）技术

是指利用显微注射的方法，将胚胎细胞或体细胞的细胞核植入于另一个已经去核的卵母细胞中，以得到重组细胞的技术过程。通常所说的核移植，则是指将一个二倍体的细胞核植入于另一个已经去核的细胞（受精卵或处于 MⅡ 期的卵母细胞）中，以得到重组细胞，并使其在一定环境中生长发育，最后获得新的个体的综合技术体系。

动物细胞核移植是一项复杂的生物技术，主要包括一组以显微操作与常规操作相结合的技术：卵母细胞去核、供核细胞的获得和处理、供核细胞移入受体细胞、细胞融合和激活、重组胚的体内外培养及发育胚移入雌性受体的过程。

第二节　习题与答案

一、习题

（一）选择题

A 型题

1. 干细胞增殖特征为（　）
   A. 干细胞增殖的缓慢性和干细胞增殖系统的自稳定性
   B. 干细胞增殖的缓慢性和不确定性
   C. 干细胞增殖的缓慢性和干细胞增殖系统的不稳定性
   D. 干细胞增殖迅速，可大量获得分化细胞
   E. 干细胞增殖系统的不稳定性导致其必须依靠程序性细胞死亡来保持干细胞数量的恒定

2. 我国科学家利用组织工程在小鼠背上培养出了人的（　）
   A. 鼻子　　　　　　　　B. 耳朵
   C. 角膜　　　　　　　　D. 皮肤
   E. 肾

3. 细胞治疗法治疗帕金森病，是将产生（　）的神经细胞植入患者脑部
   A. 谷氨酸　　　　　　　B. 鞘磷脂
   C. 珠蛋白　　　　　　　D. 多巴胺
   E. 花生四烯酸

4. 常用的抗药性杂种细胞培养基有（　）
   A. 1640 培养基　　　　　B. DMEM 高糖培养基
   C. DMEM 低糖培养基　　 D. HAT 培养基
   E. 弗氏完全佐剂

5. ES 细胞诱导分化成软骨细胞时常用何种诱导剂（　）
   A. DMSO　　　　　　　 B. 维甲酸
   C. 地塞米松　　　　　　D. G418
   E. PEG

6. DNA 微注射胚胎原核，从注射 DNA 到胚胎出生，存活率（　）左右。
   A. 1% ~3%　　　　　　　B. 15%
   C. 60%　　　　　　　　 D. 80%
   E. 100%

7. 细胞融合技术中，以下哪种融合剂融合效率最高（　）
   A. PEG　　　　　　　　 B. 溶血卵磷脂
   C. 仙台病毒　　　　　　D. 聚乙烯醇

E. 电击

8. 体细胞杂交又称为 （　　）

    A. 细胞质工程　　　　　B. 染色体组工程

    C. 染色体工程　　　　　D. 基因工程

    E. 细胞融合

9. B 淋巴细胞杂交瘤技术中常用 （　　） 作为接受抗原免疫的动物小鼠

    A. 8.5～10.5 天小鼠胚胎生殖嵴

    B. 8～12 周的 Balb/C 小鼠

    C. 8～12 周的 SD 大鼠

    D. 20 周以上的 Balb/C 小鼠

    E. 20 周以上的骨髓瘤小鼠

10. 制备单克隆抗体需依赖 （　　）

    A. 染色体工程　　　　　B. 细胞质工程

    C. 细胞并合工程　　　　D. 染色体组工程

    E. 基因工程

11. 体外培养的哺乳动物细胞获得癌变细胞特征并可无限制地传代的现象称 （　　）

    A. 转染　　　　　　　　B. 转导

    C. 转化　　　　　　　　D. 转录

    E. 转译

12. ES 细胞用巯基乙醇处理后可发育成 （　　）

    A. 拟胚体　　　　　　　B. 髓母细胞

    C. 卵黄囊　　　　　　　D. 内皮细胞

    E. 软骨细胞

13. 关于质粒叙述错误的是 （　　）

    A. 一种分子量较小的单链环状 DNA 分子

    B. 其活动独立于细菌染色体 DNA 以外

    C. 可独立地自我复制

    D. 能自由地进出细菌细胞

    E. 为常用的目的基因载体

14. 目的基因是指 （　　）

    A. 人工合成的基因

    B. 载体中的基因

    C. 细胞中 DNA 的任一片段

    D. 拟进行研究或利用的基因

    E. 重组后的基因

15. 基因文库是指 （　　）

    A. 细胞中全部的基因

B. 靶细胞的全套基因

C. 包含有某生物全部基因片段的克隆群

D. 细胞中全部的 DNA 分子

E. 细胞中全部的遗传信息

16. 可高效感染大肠杆菌并将外源基因导入细胞的基因载体称为（ ）

    A. 质粒　　　　　　　　　B. 黏粒

    C. 噬菌体　　　　　　　　D. 大肠杆菌

    E. 酵母人工染色体

17. 可定量转移 DNA 的方法是（ ）

    A. DNA 磷酸钙沉淀法　　　B. 显微注射法

    C. 电穿孔转移法　　　　　D. 脂质体转移法

    E. 红细胞血影转移法

18. 下列关于干细胞的叙述正确的是（ ）

    A. 在分化过程中，具有分裂增殖能力，并能分化产生一种以上专业细胞的原始细胞称为干细胞

    B. 在分化过程中，不具有分裂增殖能力，但能分化产生一种以上专业细胞的原始细胞称为干细胞

    C. 在胚胎发育过程中，具有分裂增殖能力，但不能分化产生专业细胞的原始细胞称为干细胞。

    D. 干细胞中端粒酶活性随干细胞的进一步分化而逐渐增高

    E. 干细胞通常呈圆形或椭圆形，体积较小，核质比也相对较小

19. 干细胞的不对称分裂是指（ ）

    A. 干细胞分裂时产生一大一小两个子细胞

    B. 于细胞分裂时产生的子细胞均是特定分化细胞，或均是干细胞

    C. 干细胞分裂时产生的子细胞 1 个是干细胞，1 个是特定分化细胞

    D. 干细胞分裂时产生 1 个干细胞，3 个特定分化细胞

    E. 干细胞分裂时产生 3 个干细胞，1 个特定分化细胞

20. 胚胎干细胞是（ ）

    A. 未分化的多能性细胞，可分化为外、中、内 3 种胚层

    B. 不表达畸胎瘤细胞的表面抗原

    C. 具有分化成为外胚层的潜能，但不具有分化为中胚层的潜能

    D. 具有分化成为中胚层的潜能，但不具有分化为内胚层的潜能

    E. 具有分化成为内胚层的潜能，但不具有分化为外胚层的潜能

B 型题

21～23 题备选答案

    A. 全能性　　　　B. 多糖　　　　C. 小分子物质

    D. 蛋白质　　　　E. 所有基因

童第周在 1978 年曾报告，将黑斑蛙的红细胞核移入去了核的黑斑蛙卵，核即分裂，卵子发育为正常的蝌蚪，红细胞核便成为有各种功能的细胞核。这个例子说明

21. 像红细胞这样高度分化的细胞，其细胞核仍保持着（ ）

22. 其核中也保留有（ ）

23. 黑斑蛙卵细胞质含有诱导核恢复幼稚状态的（ ）

24～25 题备选答案

    A. 乳腺细胞   B. 卵母细胞   C. 精母细胞

    D. 核移植   E. 微核技术

24. 利用体细胞克隆技术培养的第一只克隆羊"多莉"，其移植核来自（ ）

25. 克隆动物的培养，是运用了哪种转基因动物技术（ ）

26～27 题备选答案

    A. 30 年代初   B. 40 年代初   C. 50 年代初

    D. 60 年代末   E. 70 年代末

26. 细胞融合技术始于（ ）

27. 基因工程起于（ ）

X 型题

28. 哺乳动物干细胞增殖特点为（ ）

    A. 当组织处于稳定状态时，一般每 1 个干细胞产生 2 个子代干细胞

    B. 当组织处于稳定状态时，一般每 1 个干细胞产生 1 个子代干细胞和 1 个特定的分化细胞

    C. 干细胞分裂时，既可以产生两个子代干细胞，也可以产生 2 个特定分化细胞

    D. 种群不对称分裂意义在于使得机体对于干细胞的调控更加灵活

    E. 哺乳动物对干细胞分裂精确调控，以保持干细胞数目的恒定

29. 产生转基因哺乳动物的技术有（ ）

    A. DNA 微注射胚胎原核   B. 核诱导

    C. DNA 导入人胚胎干细胞   D. 核移植

    E. 脂质体包裹 DNA 与小鼠淋巴细胞融合

30. DNA 介导的基因转移法主要有（ ）

    A. DNA 磷酸钙沉淀法   B. 核移植

    C. 脂质体转移法   D. 显微注射法

    E. 红细胞血影转移法

31. 有关克隆羊"多莉"的说法正确的是（ ）

    A. "多莉"的诞生属无性繁殖

    B. "多莉"的诞生采用了核移植技术

    C. "多莉"的诞生采用了胚胎移植技术

    D. "多莉"的诞生采用细胞融合技术

    E. 动物细胞培养是整个技术的基础

32. 常用融合细胞的筛选方法为（　　）

    A. 药物抗性筛选　　　　　B. 营养缺陷筛选

    C. 温度敏感性筛选　　　　D. 渗透压敏感性筛选

    E. 毒物筛选法

33. 以下哪些是 ES/EG 细胞体外诱导物（　　）

    A. 类固醇激素　　　　　　B. 维甲酸衍生物

    C. 生长因子　　　　　　　D. 氨水

    E. VitE

34. 细胞融合技术中常用的病毒融合剂是（　　）

    A. 仙台病毒　　　　　　　B. 天花病毒

    C. 肝炎病毒　　　　　　　D. 疱疹病毒

    E. 冠状病毒

35. 关于细胞融合，下列叙述正确的是（　　）

    A. 又称为细胞并合工程，是一种创造杂种细胞的技术

    B. 是细胞工程的一个重要领域

    C. 细胞融合只能在亲缘关系较近物种的细胞之间进行

    D. 仙台病毒是常用的促细胞融合剂

    E. 精子与卵子的结合是自然发生的细胞融合

36. 细胞工程领域包括下列哪些方面（　　）

    A. 基因工程　　　　　　　B. 染色体工程

    C. 染色体组工程　　　　　D. 细胞质工程

    E. 细胞并合工程

37. 基因工程中不可缺少的材料包括以下哪些（　　）

    A. 载体　　　　　　　　　B. 外切酶

    C. 内切酶　　　　　　　　D. 受体细胞

    E. 目的基因

38. 干细胞的增殖特性有（　　）

    A. 增殖的缓慢性有利于干细胞对外界信息做出正确的反应

    B. 干细胞增殖系统具有自稳定性，以保证干细胞数目的恒定

    C. 干细胞增殖首先要经过一个增殖期，产生过渡放大细胞

    D. 较快的分裂速度，可迅速产生大量的分化细胞

    E. 对于哺乳动物来说，干细胞通过不对称分裂来实现自稳定性

39. 目前可从转基因动物乳汁中生产的药物有（　　）

    A. a－l 抗胰蛋白酶　　　　B. 乳铁蛋白

    C. tPA　　　　　　　　　D. 胶原

    E. 人凝血因子－IX

40. 染色体介导的基因转移法主要是（　　）

A. 微细胞技术　　　　　　B. 显微注射法

C. DNA 磷酸钙沉淀法　　　D. 染色体直接转移技术

E. 电转移

41. 产生转基因哺乳动物的技术主要是（　　）

A. DNA 微注射胚胎原核　　B. DNA 导入人胚胎干细胞

C. 核移植　　　　　　　　D. 核诱导

E. 核分化

42. 细胞治疗法在临床上可应用于（　　）疾病的治疗

A. 成骨不全症　　　　　　B. 帕金森病

C. 镰性红细胞贫血　　　　D. 哮喘

E. 精神分裂症

（二）填空题

1. 在 PEG 作用下，B 细胞与骨髓瘤细胞融合后，可以得到既能_____，又可以在体外长期培养的 B 细胞杂交瘤。

2. 在基因组中稳定地整合有人工导入的_____动物，叫转基因动物。

3. 核移植是将一个细胞的_____移植到另一个去掉细胞核的细胞中，从而创造出无性杂交生物新品种的一项技术。

4. DNA 介导的基因转移技术包括_____、_____、_____。

5. 产生转基因动物的技术有_____、_____、_____、_____。

6. 染色体介导的基因转移技术包括_____、_____。

7. 根据干细胞存在的部位以及分化潜能的大小，将其分为_____和_____。

8. 干细胞的_____是其区别于肿瘤细胞的本质性特征。

9. 筛选融合细胞的方法有_____、_____和_____。

10. 动物细胞的基因转移可以通过_____、_____两个途径进行。

11. B 淋巴细胞杂交瘤技术包括：_____、_____、_____、_____。

（三）名词解释

1. 细胞工程

2. 细胞融合

3. B 细胞杂交瘤

4. 染色体介导的基因转移

5. DNA 介导的基因转移

6. 干细胞工程

7. 转基因动物

8. 动物克隆

（四）问答题

1. 何谓细胞融合？细胞融合技术有哪些？
2. 何谓 B 细胞杂交瘤和单克隆抗体技术？
3. 什么是 DNA 介导的基因转移？它有哪些技术方法？
4. 什么是细胞核移植技术？它包括哪些过程？

二、答案与题解

（一）选择题

A 型题

1. A	2. B	3. D	4. D	5. D
6. B	7. A	8. E	9. B	10. C
11. C	12. A	13. A	14. D	15. C
16. C	17. D	18. A	19. C	20. A

B 型题

21. A	22. E	23. D	24. A	25. D
26. C	27. D			

X 型题

28. BCDE	29. ACDE	30. ACDE	31. ABCE	32. ABC
33. ABCD	34. ABD	35. ABDE	36. ABCDE	37. ABCDE
38. ABCE	39. ABCDE	40. AD	41. ABC	42. ABC

（二）填空题

1. 分泌抗体
2. 外源基因
3. 细胞核
4. DNA－磷酸钙沉淀法；载体携带法；显微注射法
5. 显微注射法；DNA 导入胚胎干细胞；逆转录病毒感染法；精子载体法
6. 微细胞技术；染色体直接转移技术
7. 胚胎干细胞；成体干细胞
8. 自稳定性
9. 药物抗体筛选；营养缺陷筛选；温度敏感性筛选
10. DNA；染色体
11. 淋巴细胞免疫；小鼠骨髓瘤细胞；细胞融合；杂交瘤细胞的筛选和克隆化

（三）名词解释

1. 细胞工程（cell engineering） 应用细胞生物学和分子生物学方法，在细胞水平上进行遗传操作，改变细胞的遗传特性和生物学特性，以获得具有特定生物学特性的细胞和生物个体的技术。动物细胞工程是建立在细胞培养、细胞融合和细胞拆合技术基础上发展起来的。

2. 细胞融合（cell fusion） 两种不同类型的细胞发生融合产生一个杂种细胞的现象。在细胞自然生长情况下，或在其他人为添加因素存在下，使同种细胞之间或不同种类细胞之间相互融合的过程，结果产生一个细胞内含有两个或几个不同的细胞核的异核体。异核体细胞在分裂增殖过程中，可能将来源于不同细胞核的染色体结合到同一个核内，结果形成一个合核体的杂种细胞。

3. B 细胞杂交瘤 将免疫动物的抗体分泌细胞（B 细胞）和体外能长期繁殖的骨髓瘤细胞融合，通过筛选，可以得到既能分泌抗体，又可以在体外长期培养的 B 细胞杂交瘤。融合形成的杂交瘤细胞系可产生单克隆抗体。

4. 染色体介导的基因转移 基因转移可以在染色体水平上进行，即通过对染色体操作，或是分离染色体，或是对染色体进行切割，将包含有目的基因的染色体或染色体片段转入受体细胞，使其在受体细胞中表达，这就是染色体介导的基因转移。转移染色体的方法主要有两条：其一是染色体直接转移技术，其二是微细胞技术或称微核体技术。

5. DNA 介导的基因转移技术 通过实验操作分离一种细胞的 DNA 或某一特定基因，将其转移到另一种细胞中，随后分析外源 DNA 或外源特定基因的活性和功能，这就是细胞工程研究中重要的一个手段——DNA 介导的基因转移技术。它包括显微注射（microinjection）法，磷酸钙共沉淀法，载体携带法。

6. 干细胞工程（stem cell engineering）：是指与干细胞相关的细胞工程技术，其包含有干细胞生成与诱导演化所需的所有技术研究。它是利用干细胞的增殖特性，多分化潜能及其增殖分化的高度有序性，通过体外培养干细胞、诱导干细胞定向分化或利用转基因技术处理干细胞以改变其特性的方法，以达到利用干细胞为人类服务的目的。

7. 转基因动物（transgenic animal） 用人工方法将外源基因导入或整合到所有细胞基因组内，并能稳定遗传给后代的一类动物。转基因动物技术是在动物整体水平研究目的基因的生物技术，其特点是分子及细胞水平操作，组织及动物整体水平表达。

8. 动物克隆（animal cloning） 就是指通过无性繁殖由一个细胞产生一个和亲代遗传性状一致、形态非常相像的动物。动物克隆技术是指通过体内或体外培养、胚胎移植，产生与供体细胞基因型相同的后代的技术过程，它主要是指细胞核移植技术，也包括胚胎分割技术。

（四）问答题

1. 何谓细胞融合？细胞融合技术有哪些？

细胞融合（cell fusion）：两种不同类型的细胞发生融合产生一个杂种细胞的现象。在细胞自然生长情况下，或在其他人为添加因素存在下，使同种细胞之间或不同种类细胞之间相互融合的过程，结果产生一个细胞内含有两个或几个不同的细胞核的异核体。

异核体细胞在分裂增殖过程中，可能将来源于不同细胞核的染色体结合到同一个核内，结果形成一个合核体的杂种细胞。随着对细胞融合技术研究的发展，细胞融合已能产生出动植物种内、种间、属间、科间甚至动植物之间的杂种细胞，为生物学遗传变异、进化、发育等基础研究和在医学、农业应用开辟了一条细胞工程技术的新途径。

总的来说现在大家所采用的方法比较一致，在融合剂作用下融合过程通常只要几分钟就完成了，在多种生物、化学或物理因素刺激、诱导下细胞间的相互融合被大大促进。

具有促进细胞融合作用的生物制剂主要是病毒类融合剂，其中包括以仙台病毒为最有效的副黏液病毒，也可使用天花病毒、疱疹病毒等。灭活的病毒能和细胞表面膜蛋白作用，促使细胞相互凝集，诱导细胞膜蛋白质分子和脂类分子重排，导致质膜开放发生相互凝集的两个或多个细胞的融合。

化学融合剂则具有易于定量操作、重复性好和细胞融合率高的优点。化学融合剂包括聚乙二醇（PEG）、聚乙烯醇、磷脂酰丝氨酸、磷脂酰胆碱、溶血卵磷脂、油酸等。常用的融合剂是聚乙二醇（polyethyleneglycol，PEG），对大多数细胞来说，40% 的 PEG4000 能够满足诱导细胞融合的效果。

利用物理因素诱导细胞融合的技术主要是电击（electroporation）方法。电击融合技术要根据不同细胞的性质选择合适的电压、电流和电击时间的条件，达到最佳融合效果。一般说，电击融合具有融合率高的突出优点，融合率可达80% 以上。

2. 何谓 B 细胞杂交瘤和单克隆抗体技术?

将免疫动物的抗体分泌细胞（B 细胞）和体外能长期繁殖的骨髓瘤细胞融合，通过筛选，可以得到既能分泌抗体，又可以在体外长期培养的 B 细胞杂交瘤。

融合形成的杂交瘤细胞系可产生单一、特异性、纯化的抗体。该融合的细胞是经过反复克隆（clone）而挑选出来的，由该克隆细胞所产生的抗体称之为单克隆抗体（monoclonal antibody，McAb）。McAb 在分子结构、氨基酸序列以及特异性等方面都是一致的。

其基本步骤包括：

①B 细胞的获得　常用8 ~ 12 周龄的 Balb/C 小鼠作为接受抗原免疫的动物，因其与制备杂交瘤所用的小鼠骨髓瘤细胞呈同源性，有利于杂交瘤的建株，可以得到对特定抗原产生反应的 B 淋巴细胞。

②小鼠骨髓瘤细胞　常用的细胞株有 SP2/0 和 NS -1。SP2/0 细胞丢失了表达抗体的能力，NS -1 细胞能在胞浆内产生原亲本细胞系的 IgGl 轻链，但不分泌到胞外。因此，用这种骨髓瘤细胞融合产生的杂交瘤细胞，不会产生和分泌与融合细胞不相关的抗体。

③细胞融合　诱导细胞融合的方法有生物学方法（仙台病毒）、物理学方法（电场诱导、激光诱导等）、化学方法以及受体指引型细胞融合法。在这些方法中仍以聚乙二醇法最为常用。

④杂交瘤细胞的筛选和克隆化　通过 HAT 培养基的筛选可以获得能分泌与特定抗

原起免疫反应的杂交瘤细胞，但由于免疫动物体内众多 B 细胞对一种抗原的不同抗原决定簇应答而可能合成多种免疫球蛋白，这是不均质的抗体，即多克隆抗体。通过对具有稳定生长和抗体分泌功能的杂交瘤细胞克隆化，可以获得分泌同一类或同一亚类的免疫球蛋白，其独特型和恒定区完全相同，即单克隆抗体的单克隆抗体杂交瘤。单克隆抗体在现代医学的诊断和治疗中已得到广泛应用。

3. 什么是 DNA 介导的基因转移？它有哪些技术方法

通过实验操作分离一种细胞的 DNA 或某一特定基因，将其转移到另一种细胞中，随后分析外源 DNA 或外源特定基因的活性和功能，这就是细胞工程研究中重要的一个手段——DNA 介导的基因转移技术。

①显微注射（microinjection）法：在制备转基因动物时，将外源基因通过内径 0.1 ~0.5 μm 的玻璃显微注射针，在显微镜下直接注射到受精卵的细胞核内，称为显微注射法。

②磷酸钙共沉淀（calcium phosphate co‐precipitation）法：使外源 DNA 或重组质粒 DNA 与磷酸钙混合，形成微小颗粒，并加入到宿主细胞培养液中，使这些颗粒沉积在细胞表面，以利于宿主细胞摄取这些颗粒。磷酸钙共沉淀法已被用于一些功能基因的分离、转录调节因子的鉴定以及翻译、RNA 加工信号成分的分析。

③载体携带法：利用天然的或人工制造的载体携带外源 DNA 分子以达到转移基因的目的，也是 DNA 介导基因转移的常用手段，红细胞血影（ghost cell）和脂质体是最为常用的两种载体。

4. 什么是细胞核移植技术？它包括哪些过程？

细胞核移植（nuclear transplantation or nuclear transfer，NT）：技术是指利用显微注射的方法，将胚胎细胞或体细胞的细胞核植入于另一个已经去核的卵母细胞中，以得到重组细胞的技术过程。通常所说的核移植，则是指将一个二倍体的细胞核植入于另一个已经去核的细胞（受精卵或处于 M Ⅱ 期的卵母细胞）中，以得到重组细胞，并使其在一定环境中生长发育，最后获得新的个体的综合技术体系。

动物细胞核移植是一项复杂的生物技术，主要包括 1 组以显微操作与常规操作相结合的技术：卵母细胞去核、供核细胞的获得和处理、供核细胞移入受体细胞、细胞融合和激活、重组胚的体内外培养及发育胚移入雌性受体的过程。